詩賦中藥

郭永良◎著

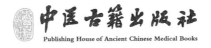

中醫古籍出版社

Publishing House of Ancient Chinese Medical Books

图书在版编目（CIP）数据

诗赋中药 / 郭永良著. —北京：中医古籍出版社，
2023.3（2023.12重印）
ISBN 978-7-5152-2598-2

Ⅰ.①诗… Ⅱ.①郭… Ⅲ.①中药性味 – 普及读物
Ⅳ.①R2-49

中国版本图书馆CIP数据核字（2022）第229976号

诗赋中药

郭永良　著

策划编辑	杜杰慧
责任编辑	张雅娣
特邀编辑	刘世东
封面设计	王　磊
国画创作	高永谦
出版发行	中医古籍出版社
地　　址	北京市东城区东直门内南小街16号（100700）
电　　话	010-64089446（总编室）　010-64002949（发行部）
网　　址	www.zhongyiguji.com.cn
印　　刷	北京市泰锐印刷有限责任公司
开　　本	710mm×1000mm　1/16
印　　张	16
字　　数	162千字
版　　次	2023年3月第1版　2023年12月第2次印刷
书　　号	ISBN 978-7-5152-2598-2
定　　价	79.00元

贺郭永良先生《诗赋中药》付梓

弘扬中药文化
发展中醫事业

老中醫 朱德馨 敬题

（朱德馨：上海市中医院原院长、上海市政协原委员、享受国务院特殊津贴的上海市名老中医。）

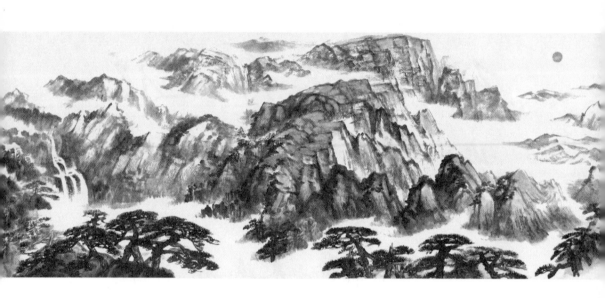

（中国美术家协会会员，山水画家，高永谦创作）

贺 诗

七律·贺郭永良先生《诗赋中药》
付梓（新韵）

陈福礼

诗吟草药依韵裁，情洒书山志未衰。
翰墨好圆乡梓梦，岐黄能解庶民灾。
赢得百姓千秋颂，挂起国学万古牌。
再向文坛抬望眼，红花映日伴霞开。

（陈福礼，中华诗词学会会员、山东省作家协会会员、单县诗词学会会长。）

七律·贺郭永良先生《诗赋中药》
付梓（新韵）

孙运法

深谙药理细评铨，写就诗诀四百篇。
性味分明辨甘苦，阴阳调理晓温寒。
造福人类葆康寿，嘉惠杏林争咏传。
济世仁心如火热，捧读胜似饮仙丹。

注：评铨（píng quán），意思是评议衡量。

（孙运法，中华诗词学会会员、山东省作家协会会员、单县诗词学会常
务副会长。）

七律·贺郭经理《诗赋中药》付梓（新韵）

刘春晖

百味敲诗历苦辛，三番易稿费酌斟。
虽无仙圣回天技，却有岐黄济世心。
妙药点开千里雾，神方驱散一天云。
中华国粹传承久，付梓新书惠万民。

（刘春晖，菏泽市诗词学会会员、单县诗词学会理事、《单州诗刊》副主编。）

七古·赞郭永良先生《诗赋中药》问世

贺文彬

神奇中药世无双，古人历险百草尝。
多味并用巧配伍，补泻解表凭一汤。
郭君妙笔著绝句，诗赋中药源典章。
平仄对仗释药性，济世益民万古扬。

（贺文彬，单县县委宣传部原副部长、单县诗词学会顾问。）

赞郭永良经理《诗赋中药》付梓

郭志杰

石泉草木奇妙方，稼轩赋词满庭芳。
义甫曾作药名体，香山居士采地黄。
古人运笔言百草，雅士怡情思故乡。
诗赋中药四百味，集成独到唯永良。

注：稼轩：辛弃疾，号稼轩居士。

义甫：孔平仲，字义甫，宋徽宗户部员外郎。

香山居士：白居易，字乐天，号香山居士。

（郭志杰，中国楹联协会会员、单县楹联协会副会长、单县诗词学会会员。）

七绝·贺郭永良先生
《诗赋中药》成书

靳贵法

神农尝草五千年，仲景时珍有巨篇。
药性药名诗作赋，郭公创举医新传。

（靳贵法，天津诗词协会会员、单县诗词学会副会长。）

七绝·贺郭兄《诗赋中药》
新书出版

柴明科

诗词荟萃用功深，草药著书垂杏林。
两者兼修作经典，可知剑胆与琴心！

（柴明科，中华诗词学会会员、山东省作家协会会员、单县诗词学会理事。）

七绝·贺永良兄《诗赋中药》
成书（新韵）

张文来

神农本草启儒贤，药典家族续伟篇。
医者仁心君不负，诗成盛世咏流传。

（张文来，菏泽市诗词学会会员、单县诗词学会理事、单县书画联谊会培训部副主任。）

七绝·贺郭永良兄新书
《诗赋中药》付梓

朱启东

妙手仁心入杏林，仄平音韵唱当今。
诗传医药千秋事，普度芸芸济世襟。

（朱启东，菏泽市诗词学会会员、菏泽市书法家协会会员、单县诗词学会理事。）

贺郭永良先生《诗赋中药》
成书（新韵）

惠正法

本草熟读积淀多，诗词中药巧融合。
通俗易懂符音律，国粹鸿篇灿汉河。

（惠正法，单县党史县志办原主任、2017 年山东省史志十大人物。）

书法贺诗

黄帝内经本草纲，诗赋中药玄妙藏。呕心沥血传医道，古今奇法著典章。

贺郭永良先生巨著面世《归藏易》
承传者耿伦元书（古风）诗一首

耿伦元

黄帝内经本草纲，诗赋中药玄妙藏。
呕心沥血传医道，古今奇法著典章。

（耿伦元，中国书法家协会会员、《归藏易》之耿易传承人、中华鸳鸯门第二代门人。）

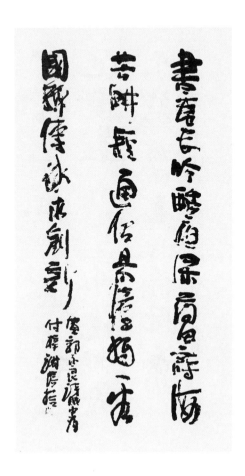

贺永良弟《诗赋中药》付梓（新韵）

谢培哲

书卷长吟酷夜深，药田诗海苦耕耘。
通俗易懂独一客，国粹传承求创新。

（谢培哲，中国书法家协会会员、中国书画艺术研究会副会长、山东省
书法家协会理事。）

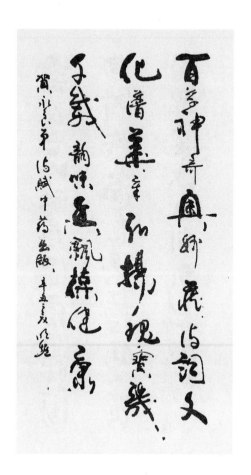

贺永良弟《诗赋中药》成书（新韵）

曹明炬

百草神奇奥妙藏，诗词文化谱华章。
弘扬瑰宝几千载，韵味香飘葆健康。

（曹明炬，中国老年书画研究会会员、菏泽市诗词学会会员、单县老年书画研究会副会长兼秘书长。）

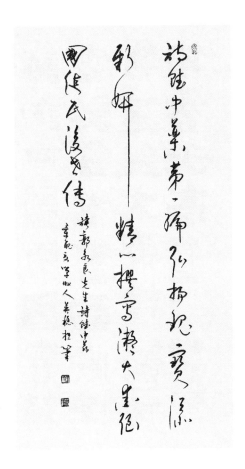

读《诗赋中药》（古风）

王英稳

诗赋中药第一编，弘扬瑰宝添新妍。
精心撰写凝大爱，强国健民后世传。

（王英稳，中国书画名家协会会员、国家书法一级美术师、山东省书法家协会会员。）

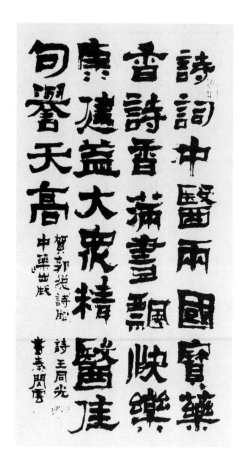

贺郭总经理《诗赋中药》出版

诗　王同光　书　秦闪云

诗词中医两国宝，药香诗香满书飘。
快乐康健益大众，精医绝句誉天高。

（王同光，山东省作家协会会员、山东省散文学会会员、单县作家协会理事。

秦闪云，山东省作家协会会员、单县作家协会主席、单县民俗博物馆馆长。）

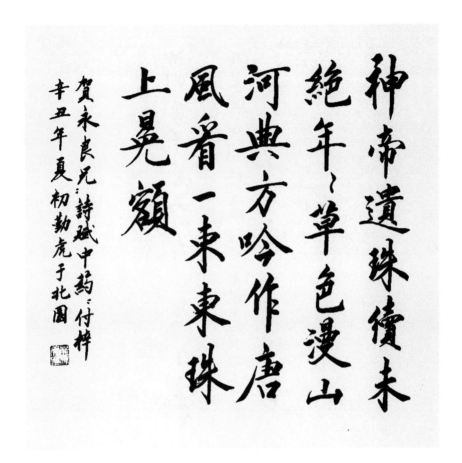

神帝遗珠债未绝，年~草色漫山
河典方吟作唐
风看一束东珠
上晃额

贺永良兄：诗赋中药：付梓
辛丑年夏初勤虎于北园

贺永良兄《诗赋中药》付梓

赵勤虎

神帝遗珠续未绝，年年草色漫山河。
典方吟作唐风看，一束东珠上晃额。

（赵勤虎，山东省诗词学会会员、单县诗词学会副会长兼秘书长、单县作家协会理事。）

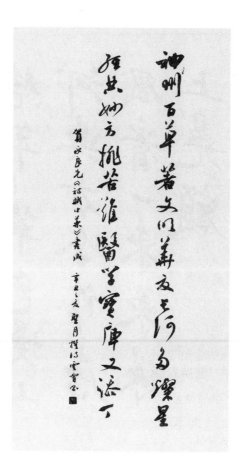

贺永良兄《诗赋中药》书成（新韵）

诗　谢圣月　书　谢云霄

神州百草著文明，华夏长河多灿星。
经典妙方排苦难，医学宝库又添丁。

（谢圣月，菏泽市诗词学会会员、单县诗词学会会员。
谢云霄，书法爱好者。）

序

陈福礼

　　我国中医药文化历史悠久，博大精深，源远流长。早在几千年的远古时代，我们的先人就在日常生活和与大自然的抗争中积累了不少用药常识。随着人类的进化，人们开始有目的地寻找防病、治病的药物。"神农尝百草"就是真实的写照。

　　春秋战国时期，扁鹊在前人的基础上，提出"望、闻、问、切"的诊断方法，奠定了中医临床诊断的基础。

　　秦汉时期的《神农本草经》是流传下来最早的中药专著。载药365种。

　　我国较早的中医药典籍《黄帝内经》在2000多年前的西汉问世，形成了中医药理论体系的框架。

　　东汉时期，张仲景所著的《伤寒论》和《金匮要略》确立了辨证论治的理论和方法，他被医界称为"医圣"。

　　唐代医家孙思邈用其毕生的精力著书立说，为中医文化做出了巨大贡献。

　　宋代是中药发展的鼎盛时期；明清时期，中医药也得到了快速发展。李时珍历时27年写成《本草纲目》，收载药物1892种。对中国和世界药物学做出了杰出的贡献。

　　为了弘扬中药传统文化，造福于人类，山东誉天大药房连锁有限公司总经理郭永良先生经过多年的努力，精选出最有实用价值的中草药

416味，编著成册。为了便于记忆和传承，他采用格律诗七言绝句的形式，把中药的"性味""功能"……加以概括；注解更是清清楚楚，一目了然，这无疑是一项艰辛、浩大的工程。郭永良先生常常闭门谢客，青灯黄卷熬到深夜，甚至达到废寝忘食的地步。这种忘我的拼搏精神，实在令人肃然起敬。

郭永良先生，于1979年12月毕业于山东淄博商业学校中药材班，后又于光明中药函授学院中药大专班学习二年毕业。他从事中药工作40余年，跑遍大江南北，全国各地。参加过无数次有关中医药研究的研讨会，发表过200多篇很有价值的学术论文，并多次获奖。他能在此基础上，以格律诗的形式编著成400多味中药的书籍，的确是一种创举。

《诗赋中药》的面世，将为中药的开发利用起到积极的推动作用，无疑将给人类的健康带来福音。它必将像历代的各种中草药典籍一样载入史册，流传后世。同时，站在文学的角度，它又是一部酣畅淋漓、文采飞扬的诗集，还具有一定的文学价值。

"万物丰收日，正是奋进时"，愿郭永良先生永葆创作青春；愿《诗赋中药》造福于社会，造福于人类，扎上腾飞的翅膀，永放光芒！

是为序。

（陈福礼：中华诗词学会会员，山东省作家协会会员，单县诗词学会会长，《单州诗刊》主编。）

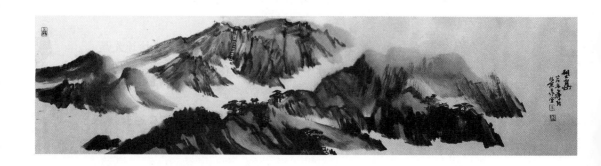

目 录 Contents

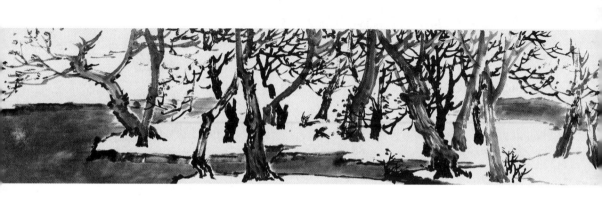

1. 人参

人参甘味苦微温，大补元阳复脉真。
益智安神营养血，补脾益肺可生津。

注　释

（1）本品为五加科植物人参的干燥根和根茎。主产于辽宁、吉林、黑龙江东北三省。以栽培品为主，又习称"园参"；野生品少见，又称"山参"。

（2）因其味甘、微苦，性微温，且归入脾、肺、心、肾四经，故而具有补脾益肺，生津养血，大补元气，复脉固脱，益智安神之功效。用于脾虚食少，肺虚喘咳，气血亏虚，久病虚羸，体虚欲脱，肢冷脉微，津伤口渴，内热消渴，惊悸失眠，阳痿宫冷病症的治疗。

（3）每剂用量3～9克，建议每剂用量6～12克，另煎兑服；也可研粉吞服，一次2克，一日2次。根据中药"十八反"和"十九畏"名言，不宜与藜芦、五灵脂同用。

2. 太子参

太子参甘微苦平，健脾益气把津生。
病虚润肺干咳治，口渴阴亏食欲增。

注　释

（1）本品为石竹科植物孩儿参的干燥块根。主产于江苏、山东。

（2）因其味甘、微苦，性平，且归入脾、肺两经，故而具有益气健脾，生津润肺之功效。用于脾虚体倦，食欲不振，病后虚弱，气阴不足，自汗口渴，肺燥干咳病症的治疗。

（3）每剂用量9～30克，水煎服。

3. 党参

七 绝

党参补气性甘平，益肺健脾津益生。

养血补虚咳喘治，面黄心悸渴消停。

注 释

（1）本品为桔梗科植物党参、素花党参或川党参的干燥根。主产于山西、陕西、甘肃、四川、湖北。

（2）因其味甘，性平，且归入脾、肺两经，故而具有健脾益肺，养血生津之功效。用于脾肺气虚，食少倦怠，咳嗽虚喘，气血不足，面色萎黄，心悸气短，津伤口渴，内热消渴病症的治疗。

（3）每剂用量9～30克，建议每剂用量12～36克，水煎服。根据中药"十八反"名言，不宜与藜芦同用。

4. 西洋参

七 绝

西洋参味性甘凉，微苦生津消渴强。

补气养阴清热去，咽干口燥喘咳康。

注 释

（1）本品为五加科植物西洋参的干燥根。原主产于美国、加拿大，现我国吉林等省已引种多年，产量较大。

（2）因其味甘、微苦，性凉，且归入心、肺、肾三经，故而具有补气养阴，清热生津之功效。用于气虚阴亏，虚热烦倦，咳喘痰血，内热消渴，口燥咽干病症的治疗。

（3）每剂用量 3 ~ 6 克，建议每剂用量 6 ~ 9 克，水煎服，或另煎兑服，也可泡茶饮用。根据中药"十八反"名言，不宜与藜芦同用。

5. 黄芪

七　绝

> 黄芪味甘性微温，补气升阳固表真。
> 养血生津通痹滞，托毒利水敛疮神。

注　释

（1）本品为豆科植物蒙古黄芪或膜荚黄芪的干燥根。主产于内蒙古、黑龙江、山西、甘肃。

（2）因其味甘，性微温，且归入肺、脾两经，故而具有补气升阳，固表止汗，利水消肿，生津养血，行滞通痹，敛疮生肌，托毒排脓之功效。用于气虚乏力，食少便溏，中气下陷，久泻脱肛，便血崩漏，表虚自汗，气虚水肿，血虚萎黄，内热消渴，痹痛麻木，半身不遂，痈疽难溃，久溃不敛病症的治疗。

（3）每剂用量 9 ~ 30 克，建议每剂用量 12 ~ 36 克，水煎服，也可泡茶饮用。益气补中宜用蜜炙黄芪，其他病症的治疗宜用生黄芪。

6. 白术

七　绝

> 白术味苦性温甘，益气健脾除去痰。
> 止泻安胎疗水肿，燥湿止汗病疗痉。

注　释

（1）本品为菊科植物白术的干燥根茎。主产于浙江、安徽，以浙江产量最大，质量最好，素有"浙白术"之美称。

（2）因其味苦、甘，性温，且归入脾、胃两经，故而具有健脾益气，燥湿利水，止汗，安胎之功效。用于脾虚食少，腹胀泄泻，痰饮眩悸，水肿，自汗，胎动不安病症的治疗。

（3）每剂用量6～12克，水煎服。燥湿利水宜用生白术，健脾益气宜用麸炒白术，健脾止泻宜用焦白术。

7. 甘草

七 绝

甘草性平诸药调，补脾益气肿痛消。
缓急止痛痰咳止，清热解毒心悸疗。

注 释

（1）本品为豆科植物甘草、胀果甘草或光果甘草的干燥根和根茎。主产于甘肃、新疆、内蒙古、黑龙江。

（2）因其味甘，性平，且归入心、肺、脾、胃四经，故而具有补脾益气，清热解毒，祛痰止咳，缓急止痛，调和诸药之功效。用于脾胃虚弱，倦怠乏力，心悸气短，咳嗽痰多，脘腹、四肢挛急疼痛，痈肿疮毒病症的治疗，还能缓解药物毒性和烈性。

（3）每剂用量2～10克，建议每剂用量3～12克，水煎服。清热解毒宜用生甘草，益气复脉、补中缓急宜用蜜炙甘草。根据中药"十八反"名言，不宜与海藻、京大戟、红大戟、甘遂、芫花同用。

8. 山药

七 绝

山药补脾甘性平，增食养胃肺津生。

涩精补肾尿频愈，久泻喘咳消渴停。

注 释

（1）本品为薯蓣科植物薯蓣的干燥根茎，主产于河南、河北，以河南古怀庆府产者为佳，冠以"怀山药"之美称。

（2）因其味甘，性平，且归入脾、肺、肾三经，故而具有补脾养胃，生津益肺，补肾涩精之功效，用于脾虚食少，久泻不止，肺虚喘咳，肾虚遗精，带下，尿频，虚热消渴病症的治疗。

（3）每剂用量 15 ~ 30 克，建议每剂用量 18 ~ 36 克，水煎服。补脾养胃用麸炒山药，其他病症的治疗宜用生山药。

9. 大枣

七 绝

大枣补中甘性温，脾虚益气更安神。
便溏乏力增食欲，养血能除妇躁真。

注 释

（1）本品为鼠李科植物枣的干燥成熟果实，主产于新疆、河北、河南、山东、山西、陕西。

（2）因其味甘，性温，且归入脾、胃、心三经，故而具有补中益气，养血安神之功效，用于脾虚食少，乏力便溏，妇人脏躁，失眠病症的治疗。

（3）每剂用量 6 ~ 15 克，建议每剂用量 9 ~ 18 克，水煎服。

10. 白扁豆

七 绝

白扁豆甘微性温，健脾和胃化湿真。

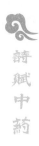

和中止泻暑湿治，胸闷便溏疗带神。

注 释

（1）本品为豆科植物扁豆的干燥成熟种子。全国大部分省、区均产。

（2）因其味甘，性微温，且归入脾、胃两经，故而具有健脾化湿，和中消暑之功效。用于脾胃虚弱，食欲不振，大便溏泄，白带过多，暑湿吐泻，胸闷腹胀病症的治疗。

（3）每剂用量 9 ~ 15 克，建议每剂用量 12 ~ 18 克，水煎服。健脾化湿，止泻止带宜用炒白扁豆。和中消暑宜用生白扁豆。

11. 蜂蜜

七 绝

蜂蜜甘平益补中，解毒止痛烫伤功。
干咳肺燥腹疼治，润燥敛疮肠顺清。

注 释

（1）本品为蜜蜂科昆虫中华蜜蜂或意大利蜂所酿的蜜。全国大部分省、区均有养殖生产。

（2）因其味甘，性平，且归入肺、脾、大肠三经，故而具有补中，润燥，止痛，解毒和外用生肌敛疮之功效。用于脾气虚弱，脘腹挛急疼痛，肺燥干咳，肠燥便秘病症的治疗；还可用于解乌头类药毒和外治疮疡不敛，水火烫伤病症的治疗。

（3）每剂用量 15 ~ 30 克，建议每剂用量 18 ~ 36 克，冲服。外用适量。

12. 当归

七 绝

当归温性味辛甘，活补血虚跌损安。

25

通便润肠疗便秘，调经止痛痛经瘥。

注　释

（1）本品为伞形科植物当归的干燥根。主产于甘肃、云南。

（2）因其味甘、辛，性温，且归入肝、心、脾三经，故而具有补血活血，调经止痛，润肠通便之功效。用于血虚萎黄，眩晕心悸，月经不调，经闭痛经，虚寒腹痛，风湿痹痛，跌扑损伤，痈疽疮疡，肠燥便秘病症的治疗。

（3）每剂用量 6～12 克，建议每剂用量 9～15 克，水煎服。活血通经宜用酒当归，其他病症的治疗宜用生当归。

13. 白芍

七　绝

白芍酸苦性微寒，止汗敛阴平抑肝。
养血调经头痛治，胁疼腹痛病疗瘥。

注　释

（1）本品为毛茛科植物芍药的干燥根。主产于安徽、浙江、山东。

（2）因其味苦、酸，性微寒，且归入肝、脾两经，故而具有养血调经，敛阴止汗，柔肝止痛，平抑肝阳之功效。用于血虚萎黄，月经不调，自汗，盗汗，胁痛，腹痛，四肢挛痛，头痛眩晕病症的治疗。

（3）每剂用量 6～15 克，水煎服。根据中药"十八反"名言，不宜与藜芦同用。

14. 何首乌（又名：首乌）

七　绝

首乌甘涩苦微温，通润解毒痛疟真。

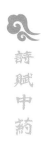
制后肾肝精血补，强筋乌发化浊神。

注　释

（1）本品为蓼科植物何首乌的干燥块根。主产于广东、广西、贵州、湖北、河南、江苏、四川。商品规格分生何首乌和制何首乌（又称制首乌）。

（2）因其味苦、甘、涩，性微温，且归入肝、心、肾三经，故而具有解毒，消痈，截疟，润肠通便之功效。用于疮痈，瘰疬，风疹瘙痒，久疟体虚，肠燥便秘病症的治疗。制何首乌具有补肝肾，益精血，乌须发，强筋骨，化浊降脂之功效，用于血虚萎黄，眩晕耳鸣，须发早白，腰膝酸软，肢体麻木，崩漏带下，高血脂病症的治疗。

（3）生何首乌每剂用量3～6克，制何首乌每剂用量6～12克，均水煎服。制何首乌还可泡水代茶饮。

15. 龙眼肉

七　绝

龙眼肉甘生性温，心脾双补益安神。
血虚养血萎黄治，健忘失眠圆梦真。

注　释

（1）本品为无患子科植物龙眼的假种皮。主产于广西、广东、福建。

（2）因其味甘，性温，且归入心、脾两经，故而具有补益心脾，养血安神之功效。用于气血不足，心悸怔忡，健忘失眠，血虚萎黄病症的治疗。

（3）每剂用量9～15克，建议每剂用量12～18克，水煎服。

16. 熟地黄（又名：熟地）

熟地味甘微性温，填精益髓又滋阴。
乌须补血肾肝益，潮热骨蒸消渴神。

（1）本品为玄参科植物地黄干燥块根的炮制加工品。全国各地的中药饮片厂均有生产加工。

（2）因其味甘，性微温，且归入肝、肾两经，故而具有补血滋阴，益精填髓之功效。用于血虚萎黄，心悸怔忡，月经不调，崩漏下血，肝肾阴虚，腰膝酸软，骨蒸潮热，盗汗遗精，内热消渴，眩晕，耳鸣，须发早白病症的治疗。

（3）每剂用量9～15克，水煎服。

17. 阿胶

阿胶润燥性甘平，补血滋阴止血停。
肺燥嗽咳心悸治，妊娠胎漏睡眠功。

（1）本品为马科动物驴的干燥皮或鲜皮经煎煮、浓缩制成的固体胶。主产于山东。

（2）因其味甘，性平，且归入肺、肝、肾三经，故而具有补血滋阴，润燥，止血之功效。用于血虚萎黄，眩晕心悸，肌痿无力，心烦不眠，虚风内动，肺燥咳嗽，劳嗽咯血，吐血尿血，便血崩漏，妊娠胎漏病症的治疗。

（3）每剂用量3～9克，建议每剂用量6～12克，烊化兑服。或加

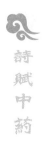

入大枣、黑芝麻、枸杞子、核桃仁打粉后熬硬膏切块嚼服。

18. 北沙参

七 绝

北沙参味苦微寒，清肺养阴疗咽干。
益胃生津劳嗽止，甘滋口渴燥咳痊。

注 释

（1）本品为伞形科植物珊瑚菜的干燥根。主产于山东、河北、江苏、辽宁。

（2）因其味甘、微苦，性微寒，且归入肺、胃两经，故而具有养阴清肺，益胃生津之功效。用于肺热燥咳，劳嗽痰血，胃阴不足，热病津伤，咽干口渴病症的治疗。

（3）每剂用量 5～12 克，水煎服。根据中药"十八反"名言，不宜与藜芦同用。

19. 枸杞子

七 绝

枸杞子甘生性平，补肝滋肾益精功。
眩晕消渴目明亮，阳痿遗精愈耳鸣。

注 释

（1）本品为茄科植物宁夏枸杞的干燥成熟果实。主产于宁夏。

（2）因其味甘，性平，且归入肝、肾两经，故而具有滋补肝肾，益精明目之功效。用于虚劳精亏，腰膝酸痛，眩晕耳鸣，阳痿遗精，内热消渴，血虚萎黄，目昏不明病症的治疗。

（3）每剂用量 6～12 克，建议每剂用量 9～15 克，水煎服或泡茶饮用。

20. 黑芝麻（又名：脂麻）

脂麻肠润性甘平，补肾益肝精血生。
须发早白脱发治，头晕病愈耳聋鸣。

（1）本品为脂麻科植物脂麻的干燥成熟种子。主产于河南、河北、山东、湖北、四川。

（2）因其味甘，性平，且归入肝、肾、大肠三经，故而具有补肝肾，益精血，润肠燥之功效。用于经血亏虚头晕眼花，耳鸣耳聋，须发早白，病后脱发，肠燥便秘病症的治疗。

（3）每剂用量 9 ～ 15 克，建议每剂用量 12 ～ 18 克，水煎服，或入丸、散。

21. 桑椹

桑椹酸寒甘养阴，肾肝补血益生津。
耳鸣心悸愈白发，润燥通肠便秘神。

（1）本品为桑科植物桑的干燥果穗，主产于江苏、浙江、四川、湖南、山东、河北、安徽。

（2）因其味甘、酸，性寒，且归入心、肝、肾三经，故而具有滋阴补血，生津润燥之功效。用于肝肾阴虚，眩晕耳鸣，心悸失眠，须发早白，津伤口渴，内热消渴，肠燥便秘病症的治疗。

（3）每剂用量 9 ～ 15 克，建议每剂用量 12 ～ 18 克，水煎服。

22. 黄精

七 绝

黄精补气性甘平，益肾健脾生血精。
润肺虚咳劳嗽治，养阴内热渴消停。

注 释

（1）本品为百合科植物滇黄精、黄精或多花黄精的干燥根茎。主产于湖南、湖北、贵州、四川、安徽、云南、广西、河南、河北、内蒙古。

（2）因其味甘，性平，且归入脾、肺、肾三经，故而具有补气养阴，健脾，润肺，益肾之功效。用于脾胃气虚，体倦乏力，胃阴不足，口干食少，肺虚燥咳，劳嗽咳血，精血不足，腰膝酸软，须发早白，内热消渴病症的治疗。

（3）每剂用量9~15克，建议每剂用量12~18克，水煎服。

23. 天冬

七 绝

天冬味苦性甘寒，清肺生津内热痊。
润燥骨蒸消渴止，养阴肠燥病康安。

注 释

（1）本品为百合科植物天冬的干燥块根。主产于云南、贵州、四川、广西。

（2）因其味甘、苦，性寒，且归入肺、肾两经，故而具有养阴润燥，清肺生津之功效。用于肺燥干咳，顿咳痰黏，腰膝酸痛，骨蒸潮热，内热消渴，热病津伤，咽干口渴，肠燥便秘病症的治疗。

（3）每剂用量6~12克，水煎服。

24. 麦冬

麦冬甘味苦微寒，润肺清心消渴烦。
内热养阴喉痛治，生津肠燥嗽咳安。

（1）本品为百合科植物麦冬的干燥块根。主产于浙江、四川。

（2）因其味甘、微苦，性微寒，且归入心、肺、胃三经，故而具有养阴生津，润肺清心之功效。用于肺燥干咳，阴虚劳嗽，喉痹咽痛，津伤口渴，内热消渴，心烦失眠，肠燥便秘病症的治疗。

（3）每剂用量 6 ~ 12 克，水煎服，也可泡茶饮用。

25. 石斛

石斛甘味性微寒，益胃生津清热完。
火旺滋阴烦渴治，骨蒸筋软目明宽。

（1）本品为兰科植物金钗石斛、鼓槌石斛或流苏石斛的栽培品及其同属植物近似种的新鲜或干燥茎。主产于云南、广西、贵州、湖北、四川。

（2）因其味甘，性微寒，且归入胃、肾两经，故而具有益胃生津，滋阴清热之功效。用于热病津伤，口干烦渴，胃阴不足，食少干呕，病后虚热不退，阴虚火旺，骨蒸劳热，目暗不明，筋骨痿软病症的治疗。

（3）每剂用量 6 ~ 12 克，鲜品 15 ~ 30 克，建议干品每剂用量 9 ~ 15 克，建议鲜品每剂用量 18 ~ 36 克，水煎服，亦可泡茶饮用。

26. 百合

七　绝

百合甘味性能寒，润肺养阴咳血痊。
惊悸虚烦多梦治，清心劳嗽宜神安。

注　释

（1）本品为百合科植物卷丹、百合或细叶百合的干燥肉质鳞叶。主产于湖北、湖南、浙江、江苏、安徽、河北、河南、山东、陕西、甘肃、内蒙古。

（2）因其味甘，性寒，且归入心、肺两经，故而具有养阴润肺，清心安神之功效。用于阴虚燥咳，劳嗽咳血，虚烦惊悸，失眠多梦，精神恍惚病症的治疗。

（3）每剂用量6～12克，建议每剂用量9～15克，水煎服。润肺养阴止咳宜用蜜炙百合，清心安神催眠宜用生百合。

27. 玉竹

七　绝

玉竹甘味性微寒，润燥养阴消渴安。
肺胃阴伤咳嗽止，生津内热咽干痊。

注　释

（1）本品为百合科植物玉竹的干燥根茎。主产于江苏、浙江、湖南、湖北、广东、河南。

（2）因其味甘，性微寒，且归入肺、胃两经，故而具有养阴润燥，生津止渴之功效。用于肺胃阴伤不足，燥热咳嗽，咽干口渴，内热消渴病症的治疗。

（3）每剂用量6～12克，建议每剂用量9～15克，水煎服。

28. 女贞子

七 绝

女贞子苦性甘凉，滋补肾肝明目光。
内热骨蒸消渴治，耳鸣乌发眩晕常。

注 释

（1）本品为木犀科植物女贞的干燥成熟果实。主产于江苏、浙江、湖南、湖北、江西、四川、福建。

（2）因其味甘、苦，性凉，且归入肝、肾两经，故而具有滋补肝肾，明目乌发之功效。用于肝肾阴虚，眩晕耳鸣，腰膝酸软，须发早白，目暗不明，内热消渴，骨蒸潮热病症的治疗。

（3）每剂用量6～12克，水煎服。

29. 墨旱莲（又名：旱莲草）

七 绝

旱莲草味性酸寒，晕眩耳鸣滋肾肝。
吐衄阴虚凉止血，甘能乌发外伤瘥。

注 释

（1）本品为菊科植物鳢肠的干燥地上部分。主产于浙江、江苏、江西、广东、湖北。

（2）因其味甘、酸，性寒，且归入肾、肝两经，故而具有滋补肝肾，凉血止血之功效。用于肝肾阴虚，牙齿松动，须发早白，眩晕耳鸣，腰膝酸软，阴虚血热，吐血、衄血、尿血，血痢，崩漏下血，外伤出血病症的治疗。

（3）每剂用量6～12克，水煎服。外用适量。

30. 鳖甲

七　绝

鳖甲味咸微性寒，滋阴退热把阳潜。
除蒸晕眩愈经闭，癥瘕散结能软坚。

注　释

（1）本品为鳖科动物鳖的背甲，主产于湖南、湖北、浙江、江苏、江西、安徽、河南。

（2）因其味咸，性微寒，且归入肝、肾两经，故而具有滋阴潜阳，退热除蒸、软坚散结之功效，用于阴虚发热，骨蒸劳热，阴虚阳亢，头晕目眩，虚风内动，手足瘛疭，经闭，癥瘕，久疟疟母病症的治疗。

（3）每剂用量9～24克，水煎服，宜先煎。因其是动物的背甲，故而经砂烫再醋淬后使用疗效更佳。

31. 龟甲

七　绝

龟甲微寒咸味甘，滋阴补肾骨筋坚。
补心养血固精止，清热潜阳崩漏瘥。

注　释

（1）本品为龟科动物乌龟的背甲及腹甲，主产于湖南、湖北、浙江、江苏、安徽。

（2）因其味咸、甘，性微寒，且归入肝、肾、心三经，故而具有滋阴潜阳，益肾强骨，养血补心，固精止崩之功效，用于阴虚潮热，骨蒸盗汗，头晕目眩，虚风内动，筋骨痿软，心虚健忘，崩漏经多病症的治疗。

（3）每剂用量9～24克，水煎服，宜先煎。因其是动物的背甲及腹甲，故而经砂烫再醋淬后使用疗效更佳。

32. 鹿茸

鹿茸甘味性咸温，补肾壮阳强骨筋。
冲任调和精血益，托疮毒愈畏寒神。

（1）本品为鹿科动物梅花鹿或马鹿的雄鹿未骨化密生茸毛的幼角。主产于辽宁、吉林、黑龙江、内蒙古、河北、四川、云南、青海、新疆。

（2）因其味甘、咸，性温。且归入肾、肝两经，故而具有壮肾阳，益精血，强筋骨，调冲任，托疮毒之功效。用于肾阳不足，精血亏虚，阳痿滑精，宫冷不孕，羸瘦，神疲，畏寒，眩晕，耳鸣，耳聋，腰脊冷痛，筋骨痿软，崩漏带下，阴疽不敛病症的治疗。

（3）每剂用量 1 ~ 2 克，研末冲服。

33. 鹿角胶

鹿角胶甘温性咸，益精补肾益于肝。
腰膝酸冷养生血，便尿疽疼阳痿痊。

（1）本品为鹿角经水煎煮、浓缩制成的固体胶。主产于吉林、辽宁、黑龙江、山东、湖南。

（2）因其味甘、咸，性温，且归入肾、肝两经，故而具有温补肝肾，益精养血之功效。用于肝肾不足所致的腰膝酸冷，阳痿遗精，虚劳羸瘦，崩漏下血，便血尿血，阴疽肿痛病症的治疗。

（3）每剂用量 3 ~ 6 克，烊化兑服。

34. 海狗肾

七 绝

海狗肾咸能热功，壮阳温肾髓填精。
治疗早泄遗精愈，腰软阳虚心腹疼。

注 释

（1）本品为海狗科动物海狗或海豹科动物斑海豹的雄性外生殖器。主产于北太平洋和大西洋沿岸及我国渤海湾、黄海、东海沿海地区。

（2）因其味咸，性热，且归入肝、肾两经，故而具有温肾壮阳，填精补髓之功效。用于肾阳亏虚，阳痿遗精，早泄，腰膝痿软，心腹疼痛病症的治疗。

（3）每剂用量3～9克，水煎服。研末服每次1～3克，每日2～3次。

35. 海龙

注 释

海龙温性味甘咸，温肾壮阳阳痿痊。
消肿散结疗瘰疬，痰核痈肿损伤安。

注 释

（1）本品为海龙科动物刁海龙、拟海龙或尖海龙的干燥体。主产于福建、海南、广东、山东沿海地区。

（2）因其味甘、咸，性温，且归入肝、肾两经，故而具有温肾壮阳，消肿散结之功效。用于肾阳不足，阳痿遗精，瘰疬痰咳，癥瘕积聚，跌打损伤及痈肿疔疮病症的治疗。

（3）每剂用量3～9克，水煎服。外用适量，研末敷于患处。

36. 海马

海马性温甘味咸，散结积聚肿消完。
损伤跌打痈疮治，温肾壮阳阳痿痊。

（1）本品为海龙科动物线纹海马、刺海马、大海马、三斑海马或小海马（海蛆）的干燥体。主产于福建、广东、台湾、浙江、海南、辽宁、河北。

（2）因其味甘、咸，性温，且归入肝、肾两经，故而具有温肾壮阳，散结消肿之功效。用于肾虚作喘，肾虚阳痿，遗精遗尿，癥瘕积聚，跌打损伤病症的治疗。还可外用于痈肿疔疮疾病的治疗。

（3）每剂用量3～9克，水煎服。外用适量，研末调敷患处。

37. 冬虫夏草

冬虫夏草性甘平，肺肾补虚阳痿功。
止血化痰咳喘治，腰膝酸痛愈遗精。

（1）本品为麦角菌科真菌冬虫夏草菌，寄生在蝙蝠蛾科昆虫幼虫上的子座和幼虫尸体的干燥复合体。主产于西藏、青海、四川、云南。

（2）因其味甘，性平，且归入肺、肾两经，故而具有补肾益肺，止血化痰之功效。用于肾虚精亏，阳痿遗精，腰膝酸痛，久咳虚喘，劳嗽咯血病症的治疗。

（3）每剂用量3～9克，水煎服或炖服，煎后或炖后可将复合体嚼碎而食之。

38. 蛤蚧

七 绝

蛤蚧咸平补肺功，助阳益肾益生精。

虚劳纳气喘咳定，阳痿遗精体壮行。

注 释

（1）本品为壁虎科动物蛤蚧的干燥体。主产于广东、广西。

（2）因其味咸，性平，且归入肺、肾两经，故而具有补肺益肾，纳气定喘，助阳益精之功效。用于肺肾不足，虚喘气促，劳嗽咳血，阳痿，遗精病症的治疗。

（3）每剂用量 3 ～ 6 克，水煎服，多入丸、散或酒剂。

39. 紫河车

七 绝

紫河车味性咸温，甘补肾精益气神。

羸瘦虚劳虚喘治，壮阳养血乳汁新。

注 释

（1）本品为健康产妇的干燥胎盘。全国各省、区均产。

（2）因其味甘、咸，性温，且归入肺、肝、肾三经，故而具有补肾益精，益气养血之功效。用于虚劳羸瘦，虚喘劳嗽，气虚无力，血虚面黄，阳痿遗精，不孕少乳病症的治疗。

（3）每剂用量 2 ～ 3 克，研末吞服，或入丸剂。

40. 巴戟天（又名：戟天）

七 绝

戟天辛味性微温，甘补肾阳阳壮真。
腹冷祛风湿痹治，调经痿软骨强筋。

注 释

（1）本品为茜草科植物巴戟天的干燥根。主产于广东、广西。

（2）因其味甘、辛，性微温，且归入肾、肝两经，故而具有补肾阳，强筋骨，祛风湿之功效。用于阳痿遗精，宫冷不孕，月经不调，少腹冷痛，风湿痹痛，筋骨痿软病症的治疗。

（3）每剂用量 3 ~ 10 克，水煎服。

41. 仙茅

七 绝

仙茅性热味辛毒，补肾壮阳阳痿除。
壮骨强筋疗痿软，寒湿冷痛病祛无。

注 释

（1）本品为石蒜科植物仙茅的干燥根茎。主产于四川、广西、贵州、云南。

（2）因其味辛，性热，有毒，且归入肾、肝、脾三经，故而具有补肾阳，强筋骨，祛寒湿之功效。用于阳痿精冷，筋骨痿软，腰膝冷痛，阳虚冷泻病症的治疗。

（3）每剂用量 3 ~ 10 克，水煎服。

42. 补骨脂

七　绝

补骨脂辛性苦温，遗精温肾助阳真。
喘平气纳斑秃治，冷痛温脾止泻神。

注　释

（1）本品为豆科植物补骨脂的干燥成熟果实。主产于四川、河南、安徽、陕西。

（2）因其味辛、苦，性温，且归入肾、脾两经，故而具有温肾助阳，纳气平喘，温脾止泻，外用消风祛斑之功效。用于肾阳不足，阳痿遗精，遗尿尿频，腰膝冷痛，肾虚作喘，五更泄泻病症的治疗，还可用于外科白癜风，斑秃病症的治疗。

（3）每剂用量 6～10 克，水煎服。外用 20%～30%酊剂涂患处。

43. 益智

七　绝

益智味辛生性温，固精缩尿补虚真。
肾脾温暖遗精治，止泻口多涎愈神。

注　释

（1）本品为姜科植物益智的干燥成熟果实。主产于广东、海南。

（2）因其味辛，性温，且归入脾、肾两经，故而具有暖肾固精缩尿，温脾止泻摄唾之功效。用于肾虚遗尿，小便频数，遗精白浊，脾寒泄泻，腹中冷痛，口多唾涎病症的治疗。

（3）每剂用量 3～10 克，建议每剂用量 6～12 克，水煎服。

44. 菟丝子

七 绝

菟丝子味性辛平，甘补肾肝能固精。
缩尿安胎明目亮，耳鸣虚泻外消风。

注 释

（1）本品为旋花科植物南方菟丝子或菟丝子的干燥成熟种子。我国大部分省、区均产。

（2）因其味辛、甘，性平，且归入肝、肾、脾三经，故而具有补益肝肾，固精缩尿，安胎，明目，止泻和外用消风祛斑之功效。用于肝肾不足，腰膝酸软，阳痿遗精，遗尿尿频，肾虚胎漏，胎动不安，目昏耳鸣，脾肾虚泻和白癜风病症的治疗。

（3）每剂用量 6 ~ 12 克，水煎服。外用适量。

45. 胡芦巴

七 绝

胡芦巴苦性温功，暖肾壮阳能止疼。
腹冷元虚寒疝治，寒湿脚气愈飞行。

注 释

（1）本品为豆科植物胡芦巴的干燥成熟种子。主产于甘肃、四川、河南、安徽。

（2）因其味苦，性温，且归入独一肾经，故而具有温肾助阳，祛寒止痛之功效。用于肾阳不足，下元虚冷，小腹冷痛，寒疝腹痛，寒湿脚气病症的治疗。

（3）每剂用量 5 ~ 10 克，水煎服。

46. 韭菜子（又名：韭子）

七 绝

韭子辛甘温壮阳，固精阳痿愈功常。
腰膝酸痛补肝肾，带下白浊遗尿康。

注 释

（1）本品为百合科植物韭菜的干燥成熟种子。全国各省、区均产。

（2）因其味辛、甘，性温，且归入肝、肾两经，故而具有温补肝肾，壮阳固精之功效。用于肝肾亏虚，腰膝酸痛，阳痿遗精，遗尿尿频，白浊带下病症的治疗。

（3）每剂用量 3～9 克，水煎服。

47. 沙苑子

七 绝

沙苑子甘温助阳，养肝补肾固精强。
目明缩尿腰疼治，带下白浊功正常。

注 释

（1）本品为豆科植物扁茎黄芪的干燥成熟种子。主产于陕西、河北。

（2）因其味甘，性温，且归入肝、肾两经，故而具有补肾助阳，固精缩尿，养肝明目之功效。用于肾虚腰痛，遗精早泄，遗尿尿频，白浊带下，眩晕，目暗昏花病症的治疗。

（3）每剂用量 9～15 克，水煎服。

48. 肉苁蓉（又名：大芸）

大芸甘味性咸温，补肾壮阳精血新。
肠燥润肠通便畅，腰膝酸软骨强筋。

注 释

（1）本品为列当科植物肉苁蓉或管花肉苁蓉的干燥带鳞叶的肉质茎。主产于内蒙古、新疆、甘肃、宁夏。

（2）因其味甘、咸，性温且归入肾、大肠两经，故而具有补肾阳，益精血，润肠通便之功效。用于肾阳不足，精血亏虚，阳痿不孕，腰膝酸软，筋骨无力，肠燥便秘病症的治疗。

（3）每剂用量 6 ~ 10 克，建议每剂用量 9 ~ 12 克，水煎服。

49. 续断

七 绝

续断苦辛微性温，补肝益肾骨强筋。
续折伤痛愈崩漏，酸软腰膝痹痛神。

注 释

（1）本品为川续断科植物川续断的干燥根。主产于四川、贵州、湖北。

（2）因其味苦、辛，性微温，且归入肝、肾两经，故而具有补肝肾，强筋骨，续折伤，止崩漏之功效。用于肝肾不足，腰膝酸软，风湿痹痛，跌扑损伤，筋伤骨折，崩漏，胎漏病症的治疗。酒续断多用于风湿痹痛，跌扑损伤，筋伤骨折。盐续断多用于腰膝酸软。

（3）每剂用量 9 ~ 15 克，水煎服。

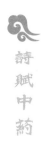

50. 锁阳

锁阳补肾性甘温，阳痿补阳疗痿真。

精血亏虚精血益，润肠肠燥便通神。

（1）本品为锁阳科植物锁阳的干燥肉质茎。主产于内蒙古、宁夏、新疆、甘肃、青海。

（2）因其味甘，性温，且归入肝、肾、大肠三经，故而具有补肾阳，益精血，润肠通便之功效。用于肾阳不足，精血亏虚，腰膝痿软，阳痿滑精，肠燥便秘病症的治疗。

（3）每剂用量 5 ~ 10 克，水煎服。

51. 杜仲

杜仲甘温补肾肝，强筋壮骨益胎安。

腰膝酸痛体无力，目眩头晕妊漏痊。

（1）本品为杜仲科植物杜仲的干燥树皮。主产于贵州、四川、陕西、湖北、河南。

（2）因其味甘，性温，且归入肝、肾两经，故而具有补肝肾，强筋骨，安胎之功效。用于肝肾不足，腰膝酸痛，筋骨无力，头晕目眩，妊娠漏血，胎动不安病症的治疗。

（3）每剂用量 6 ~ 10 克，水煎服。

52. 淫羊藿

七 绝

淫羊藿味性辛温，甘补肾阳强骨筋。
除去风湿疗痹痛，遗精阳痿病疗神。

注 释

（1）本品为小檗科植物淫羊藿、箭叶淫羊藿、柔毛淫羊藿或朝鲜淫羊藿的干燥叶。主产于山西、四川、湖北、湖南、江西、浙江、辽宁、吉林。

（2）因其味辛、甘，性温，且归入肝、肾两经，故而具有补肾阳，强筋骨，祛风湿之功效。用于肾阳虚衰，阳痿遗精，筋骨痿软，风湿痹痛，麻木拘挛病症的治疗。

（3）每剂用量6～10克，水煎服。

53. 阳起石

七 绝

阳起石咸亦性温，壮阳暖肾痿疗真。
腰膝冷痹遗精治，寒疝腹疼宫孕神。

注 释

（1）本品为硅酸盐类角闪石族矿物透闪石及其异种透闪石石棉。主产于山西、河南、湖北。

（2）因其味咸，性温，且归入独一肾经，故而具有温肾壮阳之功效。主治肾阳虚衰，腰膝冷痹，男子阳痿遗精，寒疝腹痛，女子宫冷不孕，崩漏，癥瘕病症的治疗。

（3）每剂用量3～6克，水煎服，或入丸、散。外用适量，研末调敷。

54. 紫石英

七 绝

紫石英味性甘温，温肾暖宫能孕真。
暖肺喘咳寒喘治，失眠惊悸镇心神。

注 释

（1）本品为氟化物类矿物萤石族萤石，主含氟化钙（CaF_2）。主产于浙江、江苏、湖北、山西、甘肃。

（2）因其味甘，性温，且归入肾、心、肺三经，故而具有温肾暖宫，镇心安神，温肺平喘之功效。用于肾阳亏虚，宫冷不孕，惊悸不安，失眠多梦，虚寒咳喘病症的治疗。

（3）每剂用量 9～15 克，水煎服，宜先煎。

55. 山茱萸

七 绝

山茱萸涩性微温，酸敛固脱止渴神。
补肾益肝阳痿治，腰疼崩漏固精真。

注 释

（1）本品为山茱萸科植物山茱萸的干燥成熟果肉。主产于浙江、河南。

（2）因其味酸、涩，性微温，且归入肝、肾两经，故而具有补益肝肾，收涩固脱之功效。用于眩晕耳鸣，腰膝酸痛，阳痿遗精，遗尿尿频，崩漏带下，大汗虚脱，内热消渴病症的治疗。

（3）每剂用量 6～12 克，建议每剂用量 9～15 克，急救固脱可用20～30 克，水煎服，或入丸、散。

56. 金樱子

七 绝

金樱子涩性甘平，酸敛遗精更固精。

缩尿固崩疗久痢，涩肠止泻愈丰功。

注 释

（1）本品为蔷薇科植物金樱子的干燥成熟果实。主产于浙江、江苏、湖北、安徽、广西、广东、江西、湖南。

（2）因其味酸、甘、涩，性平，且归入肾、膀胱、大肠三经，故而具有固精缩尿，固崩止带，涩肠止泻之功效。用于遗精滑精，遗尿尿频，崩漏带下，久泻久痢病症的治疗。

（3）每剂用量 6 ~ 12 克，水煎服。

57. 莲子

七 绝

莲子涩精甘性平，补脾止泻治遗精。

养心心悸神安静，益肾失眠止带功。

注 释

（1）本品为睡莲科植物莲的干燥成熟种子。主产于浙江、江苏、湖南、湖北、福建。

（2）因其味甘、涩，性平，且归入脾、肾、心三经，故而具有补脾止泻，止带，益肾涩精，养心安神之功效。用于脾虚泄泻，带下，遗精，心悸失眠病症的治疗。

（3）每剂用量 6 ~ 15 克，建议每剂用量 12 ~ 20 克，水煎服。

58. 莲须

莲须味涩性甘平，入肾心经任我行。
带下尿频能治愈，涩精固肾治滑精。

（1）本品为睡莲科植物莲的干燥雄蕊。主产于浙江、江苏、湖南、湖北、福建。

（2）因其味甘、涩，性平，且归入心、肾两经，故而具有固肾涩精之功效。用于遗精滑精，带下，尿频病症的治疗。

（3）每剂用量 3 ~ 5 克，水煎服。

59. 芡实

芡实止泻涩甘平，益肾补脾能固精。
止带祛湿停带下，遗精遗尿愈浊功。

（1）本品为睡莲科植物芡的干燥成熟种仁。主产于江苏、山东、湖南、湖北、安徽、四川。

（2）因其味甘、涩，性平，且归入脾、肾两经，故而具有益肾固精，补脾止泻，祛湿止带之功效。用于遗精滑精，遗尿尿频，脾虚久泻，白浊，带下病症的治疗。

（3）每剂用量 9 ~ 15 克，建议每剂用量 15 ~ 20 克，水煎服。

60. 覆盆子

覆盆子味性甘温，酸敛遗精缩尿频。
益肾固精阳痿治，养肝明目愈功神。

（1）本品为蔷薇科植物华东覆盆子的干燥果实。主产于浙江、湖北、福建。

（2）因其味甘、酸，性温，且归入肝、肾、膀胱三经，故而具有益肾固精缩尿，养肝明目之功效。用于遗精滑精，遗尿尿频，阳痿早泄，目暗昏花病症的治疗。

（3）每剂用量 6 ~ 12 克，建议每剂用量 9 ~ 15 克，水煎服。

61. 椿皮

椿皮苦涩性能寒，清热燥湿崩漏痊。
血止涩收停泻痢，赤白带下病康安。

（1）本品为苦木科植物臭椿的干燥根皮或干皮。主产于浙江、江苏、河北、湖北。

（2）因其味苦、涩，性寒，且归入大肠、胃、肝三经，故而具有清热燥湿，收涩止带，止泻，止血之功效。用于赤白带下，湿热泻痢，久泻久痢，便血，崩漏病症的治疗。

（3）每剂用量 6 ~ 9 克，水煎服。外用适量。

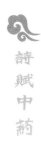
62. 刺猬皮

刺猬皮平苦止疼，散瘀止血愈肠风。
涩精善治遗精尿，反胃烧伤痔瘘功。

（1）本品为刺猬科动物刺猬及达乌尔刺猬、大耳刺猬的干燥外皮。主产于河北、河南、浙江、江苏、安徽、山东、陕西、甘肃、内蒙古。

（2）因其味苦，性平，且归入胃、大肠、肾三经，故而具有散瘀，止痛，止血，涩精之功效。用于胃脘疼痛，反胃吐食，疝气腹痛，肠风，痔漏，遗精，遗尿，脱肛，烧烫伤病症的治疗。

（3）每剂用量3～10克，水煎服，或研末冲服，每剂用量1.5～3克，或入丸剂。外用研末调敷。

63. 桑螵蛸（又名：桑蛸）

桑蛸缩尿性咸平，甘补肾阳能固精。
遗尿尿频除病症，滑精治愈便浊清。

（1）本品为螳螂科昆虫大刀螂、小刀螂或巨斧螳螂的干燥卵鞘。主产于广西、云南、湖北、湖南、河北、河南、山东、山西、江苏、浙江、四川、内蒙古。

（2）因其味甘、咸，性平，且归入肝、肾两经，故而具有固精缩尿，补肾助阳之功效。用于遗精滑精，遗尿尿频，小便白浊病症的治疗。

（3）每剂用量5～10克，水煎服。

64. 海螵蛸

七 绝

海螵蛸涩性咸温，止血涩精停带真。
收敛湿疮酸制愈，胃疼吐衄外伤神。

注 释

（1）本品为乌贼科动物无针乌贼或金乌贼的干燥内壳。主产于江苏、浙江、广东、广西、辽宁、福建、山东。

（2）因其味咸、涩，性温，且归入脾、肾两经，故而具有收敛止血，涩精止带，制酸止痛，收湿敛疮之功效。用于吐血衄血，崩漏便血，遗精滑精，赤白带下，胃痛吞酸病症的治疗；还可用于外科损伤出血，湿疹湿疮，溃疡不敛病症的治疗。

（3）每剂用量 5 ~ 10 克，水煎服。外用适量，研末敷患处。

65. 诃子

七 绝

诃子苦酸功涩平，肺虚敛肺喘咳停。
涩肠止泻脱肛治，降火失音利咽功。

注 释

（1）本品为使君子科植物诃子或绒毛诃子的干燥成熟果实。主产于云南。

（2）因其味苦、酸、涩，性平，且归入肺、大肠两经，故而具有涩肠止泻，敛肺止咳，降火利咽之功效。用于久泻久痢，便血脱肛，肺虚喘咳，久嗽不止，咽痛音哑病症的治疗。

（3）每剂用量 3 ~ 10 克，水煎服。敛肺清热、利咽开音宜用生诃子，涩肠止泻宜用煨诃子。

66. 五味子

七 绝

五味子酸甘性温，宁心益气更生津。
遗精补肾尿频治，固涩泻停收敛神。

注 释

（1）本品为木兰科植物五味子的干燥成熟果实。习称"北五味子"
或"辽五味子"。主产于辽宁、吉林、黑龙江。

（2）因其味酸、甘，性温，且归入肺、心、肾三经，故而具有收敛固
涩，益气生津，补肾宁心之功效。用于久咳虚喘，梦遗滑精，遗尿尿频，
久泻不止，自汗盗汗，津伤口渴，内热消渴，心悸失眠病症的治疗。

（3）每剂用量2～6克，水煎服。

67. 肉豆蔻

七 绝

肉豆蔻辛生性温，温中行气愈功神。
涩肠止泻腹疼治，脾胃虚寒食欲新。

注 释

（1）本品为肉豆蔻科植物肉豆蔻的干燥种仁。主产于印度尼西亚、
马来西亚，我国广东、广西、云南、台湾亦有引种栽培。

（2）因其味辛，性温。且归入脾、胃、大肠三经，故而具有温中行
气，涩肠止泻之功效。用于脾胃虚寒，久泻不止，脘腹胀痛，食少呕吐
病症的治疗。

（3）每剂用量3～10克，煨制去油后水煎服。湿热泻痢者忌用。

68. 乌梅

乌梅酸涩性能平，敛肺润肠津益生。
虚热久咳消渴治，安蛔吐泻腹祛疼。

注 释

（1）本品为蔷薇科植物梅的干燥近成熟果实。主产于浙江、福建、四川、贵州、湖南、湖北。

（2）因其味酸、涩，性平，且归入肝、脾、肺、大肠四经，故而具有敛肺，涩肠，生津，安蛔之功效。用于肺虚久咳，久泻久痢，虚热消渴，蛔厥呕吐，腹痛病症的治疗。

（3）每剂用量 6～12 克，建议每剂用量 9～15 克，水煎服。

69. 罂粟壳

七 绝

罂粟壳酸性涩平，有毒归肺肾肠经，
涩肠敛肺脱肛治，久泻久咳祛痛疼。

注 释

（1）本品为罂粟科植物罂粟的干燥成熟果壳。本品严禁非法种植，由政府指定某些单位栽培以供药用。

（2）因其味酸、涩，性平，有毒，且归入肺、大肠、肾三经，故而具有敛肺，涩肠，止痛之功效。用于久咳，久泻，脱肛，脘腹疼痛病症的治疗。

（3）每剂用量 3～6 克，水煎服。本品易成瘾，不宜常服。孕妇及儿童禁用，运动员慎用。

70. 五倍子

五倍子酸功涩寒，涩肠敛肺泻咳安。
收湿敛汗疮痛愈，降火热痰出血瘥。

注 释

（1）本品为漆树科植物盐肤木、青麸杨或红麸杨叶上的虫瘿，主要由五倍子蚜寄生而形成。主产于云南、湖北、陕西、四川、贵州、河南、广西。

（2）因其味酸、涩，性寒，且归入肺、大肠、肾三经，故而具有敛肺降火，涩肠止泻，敛汗，止血，收湿敛疮之功效。用于肺虚久咳，肺热痰嗽，久泻久痢，自汗盗汗，消渴，便血痔血，外伤出血，痈肿疮毒，皮肤湿烂病症的治疗。

（3）每剂用量 3 ~ 6 克，水煎服，外用适量。

71. 石榴皮

石榴皮涩性酸温，腹痛驱虫治病真。
止血涩肠除泻痢，脱肛带下愈崩神。

注 释

（1）本品为石榴科植物石榴的干燥果皮。主产于湖南、四川、陕西、湖北、云南、江苏、山东。

（2）因其味酸、涩，性温，且归入独一大肠经，故而具有涩肠止泻，止血，驱虫之功效。用于久泻，久痢，便血，脱肛，崩漏，带下，虫积腹痛病症的治疗。

（3）每剂用量 3 ~ 9 克，水煎服。止血多炒炭使用。

72. 禹余粮

七 绝

禹余粮涩性微寒，止泻涩肠其味甘。
崩漏敛收停久痢，血出便血治疗瘥。

注 释

（1）本品为氢氧化物类矿物褐铁矿，主含碱式氧化铁 $[FeO(OH)]$。主产于江苏、河南。

（2）因其味甘、涩，性微寒，且归入胃、大肠两经，故而具有涩肠止泻，收敛止血之功效。用于久泻久痢，大便出血，崩漏带下病症的治疗。

（3）每剂用量 9～15 克，水煎服，宜先煎，或入丸、散。孕妇慎用。

73. 赤石脂

七 绝

赤石脂涩性甘温，止血生肌疮敛真。
泻痢久长崩漏治，涩肠酸敛病疗神。

注 释

（1）本品为硅酸盐类矿物多水高岭石族多水高岭石，主含四水硅酸铝 $[Al_4(Si_4O_{10})(OH)_8 \cdot 4H_2O]$。主产于陕西、河南、湖北、江苏、福建。

（2）因其味甘、酸、涩，性温，且归入大肠、胃两经，故而具有涩肠，止血，生肌敛疮之功效。用于久泻久痢，大便出血，崩漏带下病症的治疗，还可用以外科疮疡久溃不敛，湿疮浓水浸淫病症的治疗。

（3）每剂用量 9～12 克，水煎服，宜先煎。外用适量，研末敷患处。根据中药"十九畏"名言，不宜与肉桂同用。

74. 浮小麦（又名：浮麦）

七 绝

浮麦味甘其性凉，功能固表配良方。
阴虚益气骨蒸治，止汗热除身体康。

注 释

（1）本品为禾本科植物小麦的干燥干瘪轻浮的颖果。全国各省、区均产。

（2）因其味甘，性凉，且归入独一心经，故而具有益气、除热，固表止汗之功效。用于自汗，盗汗，阴虚发热，骨蒸潮热病症的治疗。

（3）每剂用量6～12克，建议每剂用量9～15克，水煎服。

75. 麻黄根

七 绝

麻黄根涩性甘平，敛肺入归心肺经，
固表体虚能止汗，茎根功反记心中。

注 释

（1）本品为麻黄科植物草麻黄或中麻黄的干燥根和根茎。主产于河北、内蒙古、山西、甘肃、新疆、青海。

（2）因其味甘、涩，性平，且归入心、肺两经，故而具有固表止汗之功效。用于自汗，盗汗病症的治疗，也是敛肺固表止汗的专用药物。

（3）每剂用量3～9克。水煎服，外用适量，研粉撒扑。

76. 麻黄

七　绝

麻黄微苦性辛温，发汗散寒消肿真。
宣肺喘平能利水，风寒感冒愈咳神。

注　释

（1）本品为麻黄科植物草麻黄、中麻黄或木贼麻黄的干燥草质茎。主产于河北、内蒙古、山西、甘肃、新疆、青海、陕西、宁夏。

（2）因其味辛、微苦，性温，且归入肺、膀胱两经，故而具有发汗散寒，宣肺平喘，利水消肿之功效。用于风寒感冒，胸闷喘咳，风水浮肿病症的治疗。

（3）每剂用量 2 ~ 10 克，水煎服，且不宜久煎。宣肺平喘宜用蜜炙麻黄，发汗散寒宜用生麻黄。

77. 桂枝

七　绝

桂枝甘味性辛温，发汗解肌通脉真。
化气助阳平降气，血寒经闭病疗神。

注　释

（1）本品为樟科植物肉桂的干燥嫩枝。主产于广东、广西、福建、海南。

（2）因其味辛、甘，性温，且归入心、肺、膀胱三经，故而具有发汗解肌，温通经脉，助阳化气，平冲降气之功效。用于风寒感冒，脘腹冷疼，血寒经闭，关节痹痛，痰饮，水肿，心悸，奔豚病症的治疗。

（3）每剂用量 3 ~ 10 克，水煎服。孕妇慎用。

78. 生姜

生姜辛味性微温，解表祛寒止呕真。
鱼蟹中毒毒解去，温中止嗽化痰神。

注 释

（1）本品为姜科植物姜的新鲜根茎。主产于四川、湖北、贵州、广东、广西。

（2）因其味辛，性微温，且归入肺、脾、胃三经，故而具有解表散寒，温中止呕，化痰止咳，解鱼蟹毒之功效。用于风寒感冒，胃寒呕吐，寒痰咳嗽，鱼蟹中毒病症的治疗。

（3）每剂用量 3 ~ 10 克，建议每剂用量 6 ~ 15 克，水煎服。

79. 荆芥

七 绝

荆芥味辛微性温，散风解表愈疮真。
头疼感冒疮疡治，透疹风麻功效神。

注 释

（1）本品为唇形科植物荆芥的干燥地上部分。主产于河北、江苏、浙江、江西、湖北、湖南。

（2）因其味辛，性微温，且归入肺、肝两经，故而具有解表散风，透疹，消疮之功效。用于感冒，头痛，麻疹，风疹，疮疡初起病症的治疗。

（3）每剂用量 5 ~ 10 克，建议每剂用量 9 ~ 12 克，水煎服，不宜久煎。

80. 香薷

七 绝

香薷辛味性微温，发汗除湿解表真。
感冒恶寒发热治，和中吐泻止疼神。

注 释

（1）本品为唇形科植物石香薷或江香薷的干燥地上部分。主产于福建、广东、广西、江西、湖南、四川、湖北、江苏、山东。

（2）因其味辛，性微温，且归入肺、胃两经，故而具有发汗解表，化湿和中之功效。用于暑湿感冒，恶寒发热，头痛无汗，腹痛吐泻，水肿，小便不利病症的治疗。

（3）每剂用量 3 ~ 10 克，建议每剂用量 6 ~ 15 克，水煎服。

81. 藁本

七 绝

藁本味辛生性温，祛风止痛散寒真。
除湿湿痹痹疼愈，感冒风寒病去神。

注 释

（1）本品为伞形科植物藁本或辽藁本的干燥根茎和根。主产于四川、湖北、湖南、陕西、辽宁、河北。

（2）因其味辛，性温，且归入独一膀胱经，故而具有祛风，散寒，除湿，止痛之功效。用于风寒感冒，巅顶疼痛，风湿痹痛病症的治疗。

（3）每剂用量 3 ~ 10 克，水煎服。

82. 细辛

七　绝

细辛辛味性能温，解表散寒利窍神。

温肺祛风痰饮化，鼻渊湿痹止疼真。

注　释

（1）本品为马兜铃科植物北细辛、汉城细辛或华细辛的干燥根和根茎。主产于辽宁、吉林、黑龙江、山东、安徽、江西、陕西、四川、浙江、湖北、河南。

（2）因其味辛，性温，且归入心、肺、肾三经，故而具有解表散寒，祛风止痛，通窍，温肺化饮之功效。用于风寒感冒，头痛，牙痛，鼻塞流涕，鼻衄，鼻渊，风湿痹痛，痰饮喘咳病症的治疗。

（3）每剂用量 1 ~ 3 克，水煎服。散剂每次服 0.5 ~ 1 克。外用适量。根据中药"十八反"名言，不宜与藜芦同用。

83. 白芷

七　绝

白芷辛温解表寒，宣通鼻窍愈鼻渊。

祛风止痛燥湿气，消肿排脓带下安。

注　释

（1）本品为伞形科植物白芷或杭白芷的干燥根。主产于浙江、四川、河南、河北、重庆。

（2）因其味辛，性温，且归入胃、大肠、肺三经，故而具有解表散寒，祛风止痛，宣通鼻窍，燥湿止带，消肿排脓之功效。用于感冒头痛，眉棱骨痛，鼻塞流涕，鼻衄，鼻渊，牙痛，带下，疮疡肿痛病症的治疗。

（3）每剂用量 3 ~ 10 克，建议每剂用量 6 ~ 15 克，水煎服。外用适量。

84. 羌活

羌活味苦性辛温，解表散寒风去真。
止痛除湿疗感冒，痹疼肩背病疗神。

（1）本品为伞形科植物羌活或宽叶羌活的干燥根茎和根。主产于四川、云南、甘肃、青海。

（2）因其味辛、苦，性温，且归入膀胱、肾两经，故而具有解表散寒，祛风除湿，止痛之功效。用于风寒感冒，头痛项强，风湿痹痛，肩背酸痛病症的治疗。

（3）每剂用量 3 ~ 10 克，水煎服。

85. 防风

防风解表性微温，止痛胜湿湿痹伸。
止痉祛风风疹治，辛甘感冒愈疗真。

（1）本品为伞形科植物防风的干燥根。主产于黑龙江、吉林、辽宁、内蒙古。

（2）因其味辛、甘，性微温，且归入膀胱、肝、脾三经，故而具有祛风解表，胜湿止痛，止痉之功效。用于感冒头痛，风湿痹痛，风疹瘙痒，破伤风病症的治疗。

（3）每剂用量 5 ~ 10 克，水煎服。

86. 苍耳子

七 绝

苍耳子辛温苦毒，散风寒去痹湿除。

鼻衄头痛畅鼻窍，风疹拘挛瘙痒无。

注 释

（1）本品为菊科植物苍耳的干燥成熟带总苞的果实。主产于山东、湖北、江苏。

（2）因其味辛、苦，性温，有毒，且归入独一肺经，故而具有散风寒，通鼻窍，祛风湿之功效。用于风寒头痛，鼻塞流涕，鼻衄，鼻渊，风疹瘙痒，湿痹拘挛病症的治疗。

（3）每剂用量 3 ~ 10 克，水煎服。

87. 紫苏叶（又名：苏叶）

七 绝

苏叶辛温解表寒，气行和胃嗽咳痊。

妊娠呕吐病邪去，呕恶蟹鱼毒解完。

注 释

（1）本品为唇形科植物紫苏的干燥叶（或带嫩枝）。主产于江苏、浙江、河南、河北、山东、山西、广东、广西、四川。

（2）因其味辛，性温，且归入肺、脾两经，故而具有解表散寒，行气和胃之功效。用于风寒感冒，咳嗽呕恶，妊娠呕吐，鱼蟹中毒病症的治疗。

（3）每剂用量 5 ~ 10 克，建议每剂用量 9 ~ 15 克，水煎服。不宜久煎。

88. 紫苏梗（又名：苏梗）

苏梗辛温理气行，安胎胎动显奇功。
宽中止痛胃疼止，痞闷胸膈呕吐停。

（1）本品为唇形科植物紫苏的干燥茎。主产于江苏、浙江、河南、河北、山东、山西、广东、广西、四川。

（2）因其味辛，性温，且归入肺、脾两经，故而具有理气宽中，止痛，安胎之功效。用于胸膈痞闷，胃脘疼痛，嗳气呕吐，胎动不安病症的治疗。

（3）每剂用量5～10克，建议每剂用量9～15克，水煎服。不宜久煎。

89. 辛夷

辛夷辛味性能温，肺胃归经止涕真。
疏散风寒头痛治，鼽渊鼻窍利通神。

（1）本品为木兰科植物望春花、玉兰或武当玉兰的干燥花蕾。主产于河南、四川、湖北、陕西、浙江、安徽、江西。

（2）因其味辛，性温，且归入肺、胃两经，故而具有散风寒，通鼻窍之功效。用于风寒头痛，鼻塞流涕，鼻鼽，鼻渊病症的治疗。

（3）每剂用量3～10克，水煎服，宜包煎。外用适量。

90. 胡荽

七 绝

胡荽发表性辛温，止痛解毒开胃真。
透疹消食牙痛治，风寒感冒肿疮神。

注 释

（1）为伞形科植物芫荽的带根全草。全国各省、区均产。

（2）因其味辛，性温，且归入肺、脾、肝三经，故而具有发表透疹，消食开胃，止痛解毒之功效。用于风寒感冒，麻疹透发不畅，食积，脘腹胀痛，呕恶，头痛，牙痛，脱肛，丹毒，疮肿初起，蛇伤病症的治疗。

（3）每剂用量9～15克，鲜品15～30克，建议每剂用量12～18克，鲜品18～36克，水煎服，外用适量。

91. 西河柳（又名：柽柳）

七 绝

柽柳性平甘味辛，祛风发表病疗真。
除湿透疹风湿治，瘙痒痹疼疗去根。

注 释

（1）本品为柽柳科植物柽柳的干燥细嫩枝叶。全国大部分省、区均产。

（2）因其味甘、辛，性平，且归入肺、胃、心三经，故而具有发表透疹，祛风除湿之功效。用于麻疹不透，风疹瘙痒，风湿痹痛病症的治疗。

（3）每剂用量3～6克，水煎服。外用适量，煎汤擦洗。

92. 薄荷

七　绝

薄荷透疹性辛凉，头目利清疗感康。
行气疏肝风热散，胸胁胀闷疹疗强。

注　释

（1）本品为唇形科植物薄荷的干燥地上部分。主产于江苏、安徽、浙江。

（2）因其味辛，性凉，且归入肺、肝两经，故而具有疏散风热，清利头目，利咽，透疹，疏肝行气之功效。用于风热感冒，风温初起，头痛，目赤，喉痹，口疮，风疹，麻疹，胸胁胀闷病症的治疗。

（3）每剂用量 3 ～ 6 克，建议每剂用量 6 ～ 9 克，宜后下。水煎服。

93. 谷精草

七　绝

谷精草序性甘平，翳退目明辛散风。
目赤翳膜风热散，羞明肿痛止头疼。

注　释

（1）本品为谷精草科植物谷精草的干燥带花茎的头状花序。主产于浙江、湖北、江苏。

（2）因其味辛、甘，性平，且归入肝、肺两经，故而具有疏散风热，明目退翳之功效。用于风热目赤，肿痛羞明，眼生翳膜，风热头痛病症的治疗。

（3）每剂用量 5 ～ 10 克，水煎服。

94. 浮萍

浮萍透疹性辛寒，清热散风麻疹瘗。
利尿尿通疗水肿，去除瘙痒病康安。

注 释

（1）本品为浮萍科植物紫萍的干燥全草。主产于江苏、浙江、湖北、四川、福建。

（2）因其味辛，性寒，且归入肺、膀胱两经，故而具有疏散风热，透疹，利尿之功效。用于麻疹不透，风疹瘙痒，水肿尿少病症的治疗。

（3）每剂用量 3 ~ 9 克，水煎服。外用适量，煎汤浸洗。

95. 桑叶

桑叶疏风甘苦寒，肺清热散又清肝。
昏花目赤愈明亮，润燥除咳感冒瘗。

注 释

（1）本品为桑科植物桑的干燥叶。主产于浙江、江苏、湖南、四川、山东、河北、安徽。

（2）因其味甘、苦，性寒，且归入肺、肝两经，故而具有疏散风热，清肺润燥，清肝明目之功效。用于风热感冒，肺热燥咳，头晕头痛，目赤昏花病症的治疗。

（3）每剂用量 5 ~ 10 克，建议每剂用量 9 ~ 15 克，水煎服。清肺润燥宜用蜜炙桑叶。

96. 菊花

菊花甘苦性微寒，清热散风明目宽。
感冒头疼晕眩治，平肝痈肿解毒完。

注 释

（1）本品为菊科植物菊的干燥头状花序。主产于安徽、浙江、四川、河南。

（2）因其味甘、苦，性微寒，且归入肺、肝两经，故而具有散风清热，平肝明目，清热解毒之功效。用于风热感冒，头痛眩晕，目赤肿痛，眼目昏花，疮痈肿毒病症的治疗。

（3）每剂用量 5 ~ 10 克，建议每剂用量 9 ~ 15 克，水煎服，也可泡茶饮。

97. 木贼

木贼味苦性甘平，退翳目明疏散风。
风热迎风流泪愈，治疗目赤翳云清。

注 释

（1）本品为木贼科植物木贼的干燥地上部分。主产于辽宁、吉林、黑龙江、湖北、陕西。

（2）因其味甘、苦，性平，且归入肺、肝两经，故而具有疏散风热，明目退翳之功效。用于风热目赤，迎风流泪，目生云翳病症的治疗。

（3）每剂用量 3 ~ 9 克，水煎服。

98. 蝉蜕

蝉蜕甘寒透疹安，散疏风热破伤痊。
目明翳退咽清利，感冒惊风解痉完。

（1）本品为蝉科昆虫黑蚱的若虫羽化时脱落的皮壳。主产于山东、河南、河北、江苏、四川、湖北、浙江。

（2）因其味甘，性寒，且归入肺、肝两经，故而具有疏散风热，利咽开音，透疹，明目退翳，解痉之功效。用于风热感冒，咽痛音哑，麻疹不透，风疹瘙痒，目赤翳障，惊风抽搐，破伤风病症的治疗。

（3）每剂用量3～6克，水煎服。孕妇慎用。

99. 淡豆豉

淡豆豉辛功苦凉，宣发郁热睡眠强。
头疼感冒热寒治，解表除烦胸闷康。

（1）本品为豆科植物大豆的成熟种子的发酵加工品。主产于辽宁、吉林、黑龙江。

（2）因其味苦、辛，性凉，且归入肺、胃两经，故而具有解表，除烦，宣发郁热之功效。用于感冒，寒热头痛，烦躁胸闷，虚烦不眠病症的治疗。

（3）每剂用量6～15克，建议每剂用量9～15克，水煎服。

100. 大豆黄卷（又名：黄卷）

七绝

黄卷甘平解表出，利湿清热益祛暑。

闷胸脘痞身酸重，通便湿温感冒除。

注释

（1）本品为豆科植物大豆的成熟种子经发芽干燥的炮制加工品。全国各地均产。

（2）因其味甘，性平，且归入脾、胃、肺三经，故而具有解表祛暑，清热利湿之功效。用于暑湿感冒，湿温初起，发热汗少，胸闷脘痞，肢体酸重，小便不利病症的治疗。

（3）每剂用量 9 ~ 15 克，建议每剂用量 12 ~ 18 克，水煎服。

101. 柴胡

七绝

柴胡辛苦性微寒，解郁升阳胁痛痉。

寒热往来疏退热，调经感冒愈疏肝。

注释

（1）本品为伞形科植物柴胡或狭叶柴胡的干燥根。主产于河北、河南、陕西、江苏、安徽、辽宁、吉林、黑龙江。

（2）因其味辛、苦，性微寒，且归入肝、胆、肺三经，故而具有疏散退热，疏肝解郁，升举阳气之功效。用于感冒发热，寒热往来，胸胁胀痛，月经不调，子宫脱垂，脱肛病症的治疗。

（3）每剂用量 3 ~ 10 克，水煎服。疏散风热宜用生柴胡，疏肝解郁宜用醋炙柴胡，升举阳气宜用酒炙柴胡。

102. 升麻

升麻辛味性微寒，清热微甘齿痛安。
透疹升阳垂下举，解毒发表口疮痊。

（1）本品为毛茛科植物大三叶升麻、兴安升麻或升麻的干燥根茎。主产于黑龙江、河北、山西、内蒙古、四川、青海。

（2）因其味辛、微甘，性微寒，且归入肺、脾、胃、大肠四经，故而具有发表透疹，清热解毒，升举阳气之功效。用于风热头痛，齿痛，口疮，咽喉肿痛，麻疹不透，阳毒发斑，脱肛，子宫脱垂病症的治疗。

（3）每剂用量3～10克，水煎服。发表透疹、清热解毒宜用生升麻，升阳举陷宜用蜜炙升麻。

103. 葛根

葛根甘味性辛凉，退热解肌疗酒伤。
止渴生津麻疹透，通经活络泻升阳。

（1）本品为豆科植物野葛或甘葛藤的干燥根。前者习称"野葛"，后者习称"粉葛"。主产于湖南、浙江、河南、四川、广东、广西。

（2）因其味甘、辛，性凉，且归入脾、胃、肺三经，故而具有解肌退热，生津止渴，透疹，升阳止泻，通经活络，解酒毒之功效。用于外感发热头痛，项背强痛，口渴，消渴，麻疹不透，热痢，泄泻，眩晕头痛，中风偏瘫，胸痹心痛，酒毒伤中病症的治疗。

（3）每剂用量10～15克，建议每剂用量12～18克，水煎服。升阳止泻宜用煨葛根，其他病症的治疗宜用生葛根。

104. 牛蒡子

七 绝

> 牛蒡子辛功苦寒，疏风散热肿疼痉。
> 解毒利咽疗麻疹，宣肺痰多咳嗽安。

注 释

（1）本品为菊科植物牛蒡的干燥成熟果实。主产于浙江、河北、辽宁、吉林、黑龙江。

（2）因其味辛、苦，性寒，且归入肺、胃两经，故而具有疏散风热，宣肺透疹，解毒利咽之功效。用于风热感冒，咳嗽痰多，麻疹，风疹，咽喉肿痛，痄腮，丹毒，痈肿疮毒病症的治疗。

（3）每剂用量 6 ~ 12 克，水煎服。

105. 蔓荆子

七 绝

> 蔓荆子苦性微寒，辛散热风头痛痉。
> 头目利清疗感冒，睛疼湿痹愈拘挛。

注 释

（1）本品为马鞭草科植物单叶蔓荆或蔓荆的干燥成熟果实。主产于山东、浙江、江西、福建、云南、广东、广西。

（2）因其味辛、苦，性微寒，且归入膀胱、肝、胃三经，故而具有疏散风热，清利头目之功效。用于外感风热，头昏头痛，偏头痛，牙龈肿痛，目赤肿痛多泪，目睛内痛，昏暗不明，湿痹拘挛病症的治疗。

（3）每剂用量 5 ~ 10 克，水煎服。

106. 干姜

干姜辛热宜温中，通脉回阳化饮功。
温肺散寒疗呕吐，冷疼泄泻喘咳停。

（1）本品为姜科植物姜的干燥根茎。主产于四川、湖北、贵州、广东、广西。

（2）因其味辛，性热，且归入脾、胃、肾、心、肺五经，故而具有温中散寒，回阳通脉，温肺化饮之功效。用于脘腹冷痛，呕吐泄泻，肢冷脉微，寒饮喘咳病症的治疗。

（3）每剂用量 3 ~ 10 克，建议每剂用量 6 ~ 12 克，水煎服。

107. 高良姜

高良姜热味独辛，温胃散寒祛痛真。
脘腹冷疼疗呕吐，吞酸嗳气愈功神。

（1）本品为姜科植物高良姜的干燥根茎。主产于广东、广西、海南。

（2）因其味辛，性热，且归入脾、胃两经，故而具有温胃止呕，散寒止痛之功效。用于脘腹冷痛，胃寒呕吐，嗳气吞酸病症的治疗。

（3）每剂用量 3 ~ 6 克，建议每剂用量 5 ~ 9 克，水煎服。

108. 附子

七 绝

附子辛甘热助阳，散寒止痛脉微康。
回阳救逆肾虚治，补火阴寒痿痹常。

注 释

（1）本品为毛莨科植物乌头子根的加工品。主产于四川、陕西。

（2）因其味辛、甘，性大热，有毒，且归入心、肾、脾三经，故而具有回阳救逆，补火助阳，散寒止痛之功效。用于亡阳虚脱，肢冷脉微，心阳不足，胸痹心痛，虚寒吐泻，脘腹冷痛，肾阳虚衰，阳痿宫冷，阴寒水肿，阳虚外感，寒湿痹痛病症的治疗。

（3）每剂用量3～15克，水煎服，宜先煎，久煎。根据中药"十八反"名言，不宜与半夏、瓜蒌、瓜蒌子、瓜蒌皮、天花粉、川贝母、浙贝母、平贝母、伊贝母、湖北贝母、白蔹、白及同用。孕妇慎用。

109. 肉桂

注 释

肉桂辛甘热散寒，助阳补火易归元。
温通经脉痛经治，善治冷疼阳痿痉。

注 释

（1）本品为樟科植物肉桂的干燥树皮。主产于广东、广西、福建、海南。

（2）因其味辛、甘，性大热，且归入肾、脾、心、肝四经，故而具有补火助阳，引火归元，散寒止痛，温通经脉之功效。用于阳痿宫冷，腰膝冷痛，肾虚作喘，虚阳上浮，眩晕目赤，心腹冷疼，虚寒吐泻，寒疝腹痛，痛经经闭病症的治疗。

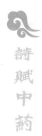

（3）每剂用量 1 ~ 5 克，建议每剂用量 3 ~ 9 克，水煎服，宜后下；研末冲服，每次 1 ~ 2 克。根据中药"十九畏"名言，不宜与赤石脂同用。孕妇慎用。

110. 小茴香（又名：小茴）

七 绝

小茴辛味性温功，理气散寒能止疼。
和胃少食疗吐泻，睾丸偏坠愈疼经。

注 释

（1）本品为伞科植物茴香的干燥成熟果实。主产于内蒙古、山西、黑龙江。

（2）因其味辛，性温，且归入肝、肾、脾、胃四经，故而具有散寒止痛，理气和胃之功效。用于寒疝腹痛，睾丸偏坠，痛经，少腹冷痛，脘腹胀痛，食少吐泻病症的治疗。

（3）每剂用量 3 ~ 6 克，建议每剂用量 6 ~ 9 克，水煎服，外用适量。散寒止痛宜用盐小茴。

111. 八角茴香（又名：大茴香）

七 绝

大茴香味性辛温，止痛驱寒理气真。
胃肾温阳寒疝治，肾虚腰痛愈功神。

注 释

（1）本品为木兰科植物八角茴香的干燥成熟果实。主产于广西、云南。

（2）因其味辛，性温，且归入肝、肾、脾、胃四经。故而具有温阳散寒，理气止痛之功效。用于寒疝腹痛，肾虚腰痛，胃寒呕吐，脘腹冷痛病症的治疗。

（3）每剂用量 3 ~ 6 克，建议每剂用量 6 ~ 9 克，水煎服。

112. 吴茱萸

七 绝

吴茱萸苦热能辛，止痛散寒除逆真。
治疝助阳疗呕泻，行经腹痛五更神。

注 释

（1）本品为芸香科植物吴茱萸、石虎或梳毛吴茱萸的干燥近成熟果实。主产于贵州、云南、四川、湖南、广西、陕西、浙江。

（2）因其味辛、苦，性热，有小毒，且归入肝、脾、胃、肾四经，故而具有散寒止痛，降逆止呕，助阳止泻之功效。用于厥阴头痛，寒疝腹痛，寒湿脚气，经行腹痛，脘腹胀痛，呕吐吞酸，五更泄泻病症的治疗。

（3）每剂用量 2 ~ 5 克，水煎服。外用适量。

113. 丁香

七 绝

丁香降逆性辛温，补肾助阳疗痿真。
脾胃虚寒食少愈，温中止呕冷疼神。

注 释

（1）本品为桃金娘科植物丁香的干燥花蕾。主产于马来西亚、坦桑尼亚、斯里兰卡、印度尼西亚和我国的广东、广西、云南、海南。

（2）因其味辛，性温，且归入脾、胃、肺、肾四经，故而具有温中降逆，补肾助阳之功效。用于脾胃虚寒、呃逆呕吐，食少吐泻，心腹冷痛，肾虚阳痿病症的治疗。

（3）每剂用量 1 ~ 3 克，建议每剂用量 3 ~ 6 克，水煎服，或研末外敷，根据中药"十九畏"名言，不宜与郁金同用。

114. 花椒

七 绝

花椒止痛性辛温，止痒杀虫虫灭真。
吐泻温中除腹冷，虫积疹痒下疗阴。

注 释

（1）本品为芸香科植物青椒或花椒的干燥成熟果皮。主产于辽宁、吉林、河北、四川、山东、陕西、江苏、广东。

（2）因其味辛，性温，且归入脾、胃、肾三经，故而具有温中止痛，杀虫止痒之功效。用于脘腹冷痛，呕吐泄泻，虫积腹痛和湿疹，阴痒病症的治疗。

（3）每剂用量 3 ~ 6 克，建议每剂用量 6 ~ 9 克，水煎服。外用适量，煎汤熏洗。

115. 胡椒

七 绝

胡椒辛热散驱寒，下气温中消去痰。
暖胃消食除呕吐，腹疼泄泻愈癫痫。

注 释

（1）本品为胡椒科植物胡椒的干燥近成熟或成熟果实。主产于广西、广东、云南、海南。

（2）因其味辛，性热，且归入胃、大肠两经。故而具有温中散寒，下气，消痰之功效。用于胃寒呕吐，腹痛泄泻，食欲不振，癫痫痰多病症的治疗。

（3）每剂用量 0.6 ~ 1.5 克，建议每剂用量 1 ~ 2 克，研粉吞服。外用适量。

116. 荜茇

荜茇辛味热温中，止痛散寒下气行。
腹冷头疼胸痹治，寒凝气滞愈心疼。

注　释

（1）本品为胡椒科植物荜茇的干燥近成熟或成熟果穗。原产于印度尼西亚、菲律宾、越南，现主产于我国的云南、广东、海南。

（2）因其味辛，性热，且归入胃、大肠两经。故而具有温中散寒，下气止痛之功效。用于脘腹冷痛，呕吐，泄泻，寒凝气滞，胸痹心痛，头痛，牙痛病症的治疗。

（3）每剂用量 1 ~ 3 克，建议每剂用量 3 ~ 6 克，水煎服。外用适量，研末塞龋齿孔中。

117. 荜澄茄

七　绝

荜澄茄味性辛温，暖胃温中止痛真。
行气散寒驱呕逆，腹疼湿郁愈浊神。

注　释

（1）本品为樟科植物山鸡椒的干燥成熟果实。原产于马来西亚、印度尼西亚，现主产于我国的广东、广西、海南、福建、云南、浙江、四川。

（2）因其味辛，性温，且归入脾、胃、肾、膀胱四经，故而具有温中散寒，行气止痛之功效。用于胃寒呕逆，脘腹冷痛，寒疝腹痛，寒湿郁滞，小便浑浊病症的治疗。

（3）每剂用量 1 ~ 3 克，水煎服。

118. 石膏

七 绝

石膏寒重味辛甘，火泻热清除渴烦。
胃热头疼牙痛治，生肌煅后敛疮安。

注 释

（1）本品为硫酸盐类矿物硬石膏族石膏，主含含水硫酸钙（$CaSO_4 \cdot 2H_2O$）。主产于山东、湖北、河南、安徽、西藏。

（2）因其味甘、辛，性大寒，且归入肺、胃两经，故而具有清热泻火，除烦止渴之功效。用于外感热病，高热烦渴，肺热喘咳，胃火亢盛，头痛，牙痛病症的治疗。煅石膏则具有收湿，生肌，敛疮，止血之功效。用于溃疡不敛，湿疹瘙痒，水火烫伤，外伤出血病症的治疗。

（3）每剂用量 15 ~ 60 克，水煎服，宜打碎先煎和包煎。煅石膏外用适量，研末撒敷患处。

119. 寒水石

七 绝

寒水石寒辛味咸，热清火降渴除烦。
肿消利窍疗喉咽，舌口生疮痛烫痊。

注 释

（1）本品为硫酸盐类石膏族矿物石膏或碳酸盐类方解石族矿物方解石。主产于内蒙古、新疆、甘肃、山西、河北、山东、河南、湖北、西藏。

（2）因其味辛、咸，性寒，且归入心、胃、肾三经，故而具有清热降火，利窍，消肿之功效。用于时行热病，壮热烦渴，水肿，尿闭，咽喉肿痛，口舌生疮，痈疽，丹毒，烫伤病症的治疗。

（3）每剂用量 6 ~ 15 克，水煎服，宜打碎先煎，或入丸、散。外用适量，研末调敷患处。

120. 天花粉（又名：花粉）

七 绝

花粉味甘微苦寒，生津泻火热清完。
疮疡毒去燥咳愈，消肿排脓止渴烦。

注 释

（1）本品为葫芦科植物栝楼或双边栝楼的干燥根。主产于山东、河南、四川、安徽、浙江、河北。

（2）因其味甘、微苦，性微寒，且归入肺、胃两经，故而具有清热泻火，生津止渴，消肿排脓之功效。用于热病烦渴，肺热燥咳，内热消渴，疮疡肿毒病症的治疗。

（3）每剂用量 10 ~ 15 克，水煎服。根据"十八反"名言，不宜与生、制川草乌和附子同用。孕妇慎用。

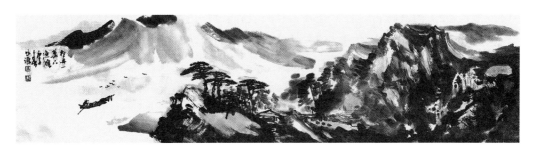

121. 芦根

七 绝

芦根泻火性甘寒，清热生津止渴烦。
止呕哕除通利尿，嗽咳肺热肺痈痉。

注 释

（1）本品为禾本科植物芦苇的新鲜或干燥根茎。主产于浙江、江苏、湖北、安徽。

（2）因其味甘，性寒，且归入肺、胃两经。故而具有清热泻火，生津止渴，除烦，止呕，利尿之功效。用于热病烦渴，肺热咳嗽，肺痈吐脓，胃热呕哕，热淋涩痛病症的治疗。

（3）每剂用量 15 ~ 30 克，建议每剂用量 18 ~ 36 克，鲜品用量加倍，水煎服，或捣汁用。

122. 知母

七 绝

知母苦甘除骨蒸，热清火泻性寒功。
滋阴润燥咳烦治，便秘善疗通畅行。

注 释

（1）本品为百合科植物知母的干燥根茎。主产于河北、内蒙古、山西、陕西。

（2）因其味苦、甘，性寒，且归入肺、胃、肾三经，故而具有清热泻火，滋阴润燥之功效。用于外感热病，高热烦渴，肺热燥咳，骨蒸潮热，内热消渴，肠燥便秘病症的治疗。

（3）每剂用量 6 ~ 12 克，水煎服。清热泻火宜用生知母，滋阴降火宜用盐炙知母。

123. 栀子

七　绝

栀子利湿功苦寒，热清火泻去心烦。
解毒凉血治黄疸，消肿通淋止痛安。

注　释

（1）本品为茜草科植物栀子的干燥成熟果实。主产于湖南、湖北、江西、浙江、福建、四川。

（2）因其味苦，性寒，且归入心、肺、三焦三经，故而具有泻火除烦，清热利湿，凉血解毒和外用消肿止痛之功效。用于热病心烦，湿热黄疸，淋证涩痛，血热吐衄，目赤肿痛，火毒疮疡临床病症的治疗，还可用于外科扭挫伤痛病症的治疗。

（3）每剂用量 6 ~ 10 克，建议每剂用量 9 ~ 12 克。外用生品适量，研末调敷。清热泻火宜用生栀子，凉血宜用焦栀子，止血宜用栀子炭。

124. 决明子

七　绝

决明子苦性微寒，清热目明咸味甘。
通便润肠疗便秘，眩晕头痛泪多痊。

注　释

（1）本品为豆科植物决明或小决明的干燥成熟种子。主产于四川、广西、广东、云南、江苏、安徽。

（2）因其味甘、苦、咸，性微寒，且归入肝、大肠两经。故而具有清热明目，润肠通便之功效。用于目赤涩痛，羞明多泪，头痛眩晕，目暗不明，大便秘结病症的治疗。

（3）每剂用量 9 ~ 15 克，建议每剂用量 12 ~ 18 克，水煎服，也可

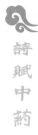

泡茶饮用。若用以润肠通便，不宜久煎。

125. 青葙子

七 绝

青葙子苦性微寒，火泻目明清泻肝。
视物昏花须退翳，眩晕肝火翳膜痊。

注 释

（1）本品为苋科植物青葙的干燥成熟种子。全国大部分省、区均产。

（2）因其味苦，性微寒，且归入独一肝经，故而具有清肝泻火，明目退翳之功效。用于肝热目赤，目生翳膜，视物昏花，肝火眩晕病症的治疗。

（3）每剂用量9～15克，水煎服。本品有扩散瞳孔作用，青光眼患者禁用。

126. 淡竹叶

七 绝

淡竹叶淡性甘寒，利尿通淋涩痛痊。
泻火舌疮清热去，功能止渴更除烦。

注 释

（1）本品为禾本科植物淡竹叶的干燥茎叶。主产于浙江、广东、湖南、湖北、四川、江西、安徽。

（2）因其味甘、淡，性寒，且归入心、胃、小肠三经，故而具有清热泻火，除烦止渴，利尿通淋之功效。用于热病烦渴，小便短赤涩痛，口舌生疮病症的治疗。

（3）每剂用量6～10克，建议每剂用量9～12克，水煎服。

127. 夏枯草

七 绝

夏枯草苦性辛寒，消肿散结清火肝。
明目头疼瘰疬治，眩晕痛癖乳房安。

注 释

（1）本品为唇形科植物夏枯草的干燥果穗。主产于江苏、安徽、浙江、湖北、河南。

（2）因其味辛、苦，性寒，且归入肝、胆两经，故而具有清肝泻火，明目，散结消肿之功效。用于目赤肿痛，目珠夜痛，头痛眩晕，瘰疬，瘿瘤，乳痈，乳癖，乳房胀痛病症的治疗。

（3）每剂用量9～15克，建议每剂用量12～18克，水煎服。

128. 密蒙花（又名：蒙花）

七 绝

蒙花甘味性微寒，火泻目明能养肝。
退翳泪多清热去，肝虚目暗翳膜痉。

注 释

（1）本品为马钱科植物密蒙花的干燥花蕾和花序。主产于湖北、四川、云南、河南、陕西。

（2）因其味甘，性微寒，且归入独一肝经，故而具有清热泻火，养肝明目，退翳之功效。用于目赤肿痛，多泪羞明，目生翳膜，肝虚目暗，视物昏花病症的治疗。

（3）每剂用量3～9克，水煎服。

129. 板蓝根

板蓝根苦性能寒，清热解毒瘟疫痊。
痈肿咽疼须利咽，疹腮凉血愈发斑。

注　释

（1）本品为十字花科植物菘蓝的干燥根。主产于河北、江苏、安徽、河南。

（2）因其味苦，性寒，且归入心、胃两经，故而具有清热解毒，凉血，利咽之功效。用于温疫时毒，发热咽痛，温毒发斑，疹腮，烂喉丹痧，大头瘟疫，丹毒，痈肿病症的治疗。

（3）每剂用量9～15克，水煎服。

130. 山豆根

山豆根寒苦热清，解毒利咽愈喉疼。
乳蛾喉痹火毒治，肿痛齿龈消肿功。

注　释

（1）本品为豆科植物越南槐的干燥根和根茎。主产于广西。

（2）因其味苦，性寒，有毒，且归入肺、胃两经，故而具有清热解毒，消肿利咽之功效。用于火毒蕴结，乳蛾喉痹，咽喉肿痛，齿龈肿痛，口舌生疮病症的治疗。

（3）每剂用量3～6克，水煎服。

131. 白头翁

七 绝

白头翁苦性能寒，清热解毒阴痒瘥。
凉血功能疗血痢，善疗带下体康安。

注 释

（1）本品为毛茛科植物白头翁的干燥根。主产于吉林、辽宁、黑龙江、山东、山西、陕西、河南、河北、安徽、江苏。

（2）因其味苦，性寒，且归入胃、大肠两经，故而具有清热解毒，凉血止痢之功效。用于热毒血痢，阴痒带下病症的治疗。

（3）每剂用量 9 ~ 15 克，水煎服。

132. 土茯苓

七 绝

土茯苓淡性甘平，通利关节治骨疼。
带下除湿湿热去，解毒梅汞肿痛清。

注 释

（1）本品为百合科植物光叶菝葜的干燥根茎。主产于湖南、湖北、广东、浙江、安徽、四川。

（2）因其味甘、淡，性平，且归入肝、胃两经，故而具有解毒，除湿，通利关节之功效。用于梅毒及汞中毒所致的肢体拘挛，筋骨疼痛，湿热淋浊，带下，痈肿，瘰疬，疥癣病症的治疗。

（3）每剂用量 15 ~ 60 克，水煎服。外用适量。

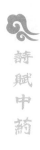

133. 漏芦

漏芦味苦性能寒，清热解毒通乳安。
通脉舒筋湿痹愈，消痈下乳瘰疮痊。

（1）本品为菊科植物祁州漏芦的干燥根，主产于河北、辽宁、山东、山西、陕西。

（2）因其味苦，性寒，且归入独一胃经，故而具有清热解毒，消痈，下乳，舒筋通脉之功效。用于乳痈肿痛，痈疽发背，瘰疬疮毒，乳汁不通，湿痹拘挛病症的治疗。

（3）每剂用量5～9克，水煎服。外用研末调敷或煎水洗。孕妇慎用。

134. 重楼

重楼味苦性微寒，清热解毒消肿完。
止痛凉肝惊镇定，疮伤抽搐咽喉痉。

（1）本品为百合科植物云南重楼或七叶一枝花的干燥根茎，主产于云南、广西。

（2）因其味苦，性微寒，有小毒，且归入独一肝经，故而具有清热解毒，消肿止痛，凉肝定惊之功效。用于疔疮痈肿，咽喉肿痛，蛇虫咬伤，跌扑伤痛，惊风抽搐病症的治疗。

（3）每剂用量3～9克，水煎服。外用适量，研末调敷。

135. 射干

七 绝

射干苦寒能解毒，消痰利咽热清除。

郁结痰火愈喉肿，气喘嗽咳涎去无。

注 释

（1）本品为鸢尾科植物射干的干燥根茎。主产于湖北、河南、安徽、江苏、湖南、云南、贵州、浙江、陕西。

（2）因其味苦，性寒，且归入独一肺经，故而具有清热解毒，消痰，利咽之功效。用于热毒痰火郁结，咽喉肿痛，痰涎壅盛，咳嗽气喘病症的治疗。

（3）每剂用量 3～10 克，水煎服。

136. 山慈菇（又名：慈菇）

七 绝

慈菇清热性凉甘，其味微辛宜化痰。

结散解毒癥瘕愈，虫伤瘰疬肿疗瘊。

注 释

（1）本品为兰科植物杜鹃兰、独蒜兰或云南独蒜兰的干燥假鳞茎。主产于四川、贵州、云南。

（2）因其味甘、微辛，性凉，且归入肝、脾两经，故而具有清热解毒，化痰散结之功效。用于痈肿疗毒，瘰疬痰核，蛇虫咬伤，癥瘕痞块病症的治疗。

（3）每剂用量 3～9 克，水煎服。外用适量。

137. 白蔹

白蔹微寒苦热清，解毒发背愈消痈。
散结瘰疬疗疽治，烧烫敛疮肌益生。

（1）本品为葡萄科植物白蔹的干燥块根。主产于湖北、河南、安徽、江西。

（2）因其味苦，性微寒，且归入心、胃两经，故而具有清热解毒，消痈散结，敛疮生肌之功效。用于痈疽发背，疔疮，瘰疬，烧烫伤病症的治疗。

（3）每剂用量5～10克，水煎服。外用适量，煎汤洗或研成极细粉敷患处。根据中药"十八反"名言，不宜与川乌，制川乌，草乌，制草乌，附子同用。

138. 贯众

贯众微寒苦涩毒，解毒感冒热清除。
杀虫疗带止凉血，崩漏疹癍咳衄无。

（1）本品为鳞毛蕨科植物粗茎鳞毛蕨的干燥根茎及叶柄残基。主产于吉林、辽宁、黑龙江、河北、内蒙古、甘肃。

（2）因其味苦、涩，性微寒，有小毒，且归入肝、胃两经，故而具有清热解毒，凉血止血，杀虫之功效。用于风热感冒，温热癍疹，吐血，咳血，衄血，便血，崩漏，血痢，带下及钩、蛔、绦虫等肠寄生虫病症的治疗。

（3）每剂用量 5 ~ 15 克，水煎服，或入丸、散。外用适量，研末调涂。解毒、杀虫宜用生贯众，止血宜用贯众炭。

139. 金银花（又名：忍冬花）

七 绝

忍冬花蕾性甘寒，清热解毒痈肿痊。
风热散疏疗感冒，疔疮喉痹病除完。

注 释

（1）本品为忍冬科植物忍冬的干燥花蕾或带初开的花。主产于河南、山东。

（2）因其味甘，性寒，且归入肺、心、胃三经，故而具有清热解毒，疏散风热之功效。用于痈肿疔疮，喉痹，丹毒，热毒血痢，风热感冒，温病发热病症的治疗。

（3）每剂用量 6 ~ 15 克，建议每剂用量 9 ~ 20 克，水煎服。疏散风热、清泄里热宜用生金银花，治疗热毒血痢宜用金银花炭。

140. 蒲公英

七 绝

蒲公英苦性甘寒，清热解毒结散完。
消肿乳痈黄疸治，通淋利尿涩疼安。

注 释

（1）本品为菊科植物蒲公英、碱地蒲公英或同属数种植物的干燥全草。全国大部分省、区均产。

（2）因其味苦、甘，性寒，且归入肝、胃两经，故而具有清热解毒，消肿散结，利尿通淋之功效。用于疔疮肿毒，乳痈，瘰疬，目赤，咽痛，肺痈，肠痈，湿热黄疸，热淋涩痛病症的治疗。

（3）每剂用量 10 ～ 15 克，建议每剂用量 15 ～ 20 克，水煎服。外用鲜品适量，捣敷，或煎汤熏洗患处。

141. 紫花地丁（又名：地丁草）

七 绝

　　地丁草苦性辛寒，清热解毒消肿完。
　　凉血痈疽发背治，丹毒疮肿咬伤瘥。

注 释

（1）本品为堇菜科植物紫花地丁的干燥全草。主产于浙江、江苏、福建、安徽、河南。

（2）因其味苦、辛，性寒，且归入心、肝两经，故而具有清热解毒，凉血消肿之功效。用于疔疮肿毒，痈疽发背，丹毒，毒蛇咬伤病症的治疗。

（3）每剂用量 15 ～ 30 克，水煎服。外用鲜品适量，捣烂敷患处。

142. 鱼腥草（又名：紫蕺）

七 绝

　　紫蕺辛味性微寒，清热解毒疮肿瘥。
　　利尿通淋咳喘治，消痈痛肺愈脓痰。

注 释

（1）本品为三白草科植物蕺菜的新鲜全草或干燥地上部分。主产于浙江、江苏、安徽、河南、福建、湖北。

（2）因其味辛，性微寒，且归入独一肺经，故而具有清热解毒，消痈排脓，利尿通淋之功效。用于肺痈吐脓，痰热喘咳，热痢，热淋，痈肿疮毒病症的治疗。

（3）每剂用量 15 ~ 25 克，建议每剂用量 18 ~ 30 克，水煎服。不宜久煎；鲜品用量加倍，水煎或捣汁服。外用适量，捣敷或煎汤熏洗患处。

143. 筋骨草

七 绝

筋骨草寒归肺经，解毒肺热苦能清。
肿消跌打血凉愈，咽痛喉疼咳血停。

注 释

（1）本品为唇形科植物筋骨草的干燥全草。主产于河北、山东、山西、陕西、浙江、四川、甘肃。

（2）因其味苦，性寒，且归入独一肺经，故而具有清热解毒，凉血消肿之功效。用于咽喉肿痛，肺热咳血，跌打肿痛病症的治疗。

（3）每剂用量 15 ~ 30 克，水煎服。外用适量，捣烂敷患处。

144. 败酱

七 绝

败酱微寒味苦辛，解毒清热破瘀真。
肺肠痈痢排脓去，产后腹疼消肿神。

注 释

（1）本品为败酱科植物黄花败酱和白花败酱的新鲜或干燥全草。主产于辽宁、吉林、黑龙江、内蒙古、河南、河北、山东、江西、云南、湖南、四川、福建。

（2）因其味苦、辛，性微寒，且归入肺、大肠、肝三经，故而具有清热解毒，破瘀排脓之功效。用于肠痈，肺痈，痢疾，带下，产后瘀滞腹痛，热毒痈肿病症的治疗。

（3）每剂用量 6～15 克，水煎服。外用鲜品捣敷患处。

145. 白花蛇舌草（又名：蛇舌草）

七 绝

蛇舌草味性甘寒，微苦入经肠胃间。

清热解毒喉肿愈，淋通湿利咬伤安。

注 释

（1）本品为茜草科植物白花蛇舌草的干燥全草。主产于广东、广西、云南、福建。

（2）因其味微苦、甘，性寒，且归入胃、大肠、小肠三经，故而具有清热解毒，利湿通淋之功效。用于痈肿疮毒，咽喉肿痛，毒蛇咬伤，热淋涩痛病症的治疗。

（3）每剂用量 15～60 克，水煎服。外用适量。

146. 半边莲

七 绝

半边莲味性辛平，清热解毒黄疸清。

利尿疹疮消肿去，蛇伤水肿愈疗痈。

注 释

（1）本品为桔梗科植物半边莲的干燥全草。主产于安徽、浙江、江苏。

（2）因其味辛，性平，且归入心、小肠、肺三经，故而具有清热解毒、利尿消肿之功效。用于痈肿疔疮，蛇虫咬伤，臌胀水肿，湿热黄疸，湿疹湿疮病症的治疗。

（3）每剂用量 9 ~ 15 克，鲜品 30 ~ 60 克。外用适量。

147. 半枝莲

七 绝

半枝莲苦性辛寒，清热解毒消肿完。
利尿化瘀喉痛治，跌伤黄疸愈疮安。

注 释

（1）本品为唇形科植物半枝莲的干燥全草。主产于华北、中南、华东、华南各省、区。

（2）因其味辛、苦，性寒，且归入肺、肝、肾三经，故而具有清热解毒，化瘀利尿之功效。用于咽喉肿痛，疔疮肿毒，跌扑损伤，黄疸，水肿，虫蛇咬伤病症的治疗。

（3）每剂用量 15 ~ 30 克，水煎服。

148. 马齿苋

七 绝

马齿苋寒酸解毒，热清痈肿疹湿除。
疗疮虫咬血凉止，痔血丹毒止痢无。

注 释

（1）本品为马齿苋科植物马齿苋的干燥地上部分。全国各省、区均产。

（2）因其味酸，性寒，且归入肝、大肠两经，故而具有清热解毒，凉血止血，止痢之功效。用于热毒血痢，痈肿疔疮，湿疹，丹毒，蛇虫咬伤，便血，痔血，崩漏下血病症的治疗。

（3）每剂用量 9 ~ 15 克，建议每剂用量 12 ~ 18 克。外用适量捣敷患处。

149. 大青叶

大青叶苦性能寒，清热解毒消疹斑。
凉血疹腮喉痹治，神昏痈肿病温痉。

（1）本品为十字花科植物菘蓝的干燥叶。主产于河北、安徽、江苏、河南。

（2）因其味苦，性寒，且归入心、胃两经，故而具有清热解毒，凉血消斑之功效。用于温病高热，神昏，发斑发疹，疹腮，喉痹，丹毒，痈肿病症的治疗。

（3）每剂用量 9 ~ 15 克，水煎服。外用适量。

150. 连翘

连翘味苦性微寒，消肿疏风热感痉。
清热解毒结散去，通淋烦渴愈发斑。

（1）本品为木犀科植物连翘的干燥果实。主产于河南、山西、山东、湖北、陕西。

（2）因其味苦，性微寒，且归入肺、心、小肠三经，故而具有清热解毒，消肿散结，疏散风热之功效。用于痈疽，瘰疬，乳痈，丹毒，风热感冒，温病初起，温热入营，高热烦渴，神昏发斑，热淋涩痛病症的治疗。

（3）每剂用量 6 ～ 15 克，水煎服。

151. 大血藤

大血藤平苦解毒，祛风止痛热清除。
肠痈经闭腹疼治，活血跌扑湿痹舒。

（1）本品为木通科植物大血藤的干燥藤茎。主产于浙江、江西、广西、湖南、湖北、安徽。

（2）因其味苦，性平，且归入大肠、肝两经，故而具有清热解毒，活血，祛风止痛之功效。用于肠痈腹痛，热毒疮疡，经闭，痛经，跌扑肿痛，风湿痹痛病症的治疗。

（3）每剂用量 9 ～ 15 克，水煎服。外用适量。

152. 青果

青果甘酸亦性平，生津清热渴烦停。
解毒鱼蟹中毒解，利咽痰黏咳嗽宁。

（1）本品为橄榄科植物橄榄的干燥成熟果实。主产于广东、广西、四川、福建。

（2）因其味甘、酸，性平，且归入肺、胃两经，故而具有清热解毒，利咽，生津之功效。用于咽喉肿痛，咳嗽痰黏，烦热口渴，鱼蟹中毒病症的治疗。

（3）每剂用量 5 ~ 10 克，建议每剂用量 9 ~ 15 克，水煎服。

153. 鸦胆子（又名：鸦胆）

七 绝

鸦胆苦寒毒解毒，热清截疟疟疾除。

痢疾能止赘疣去，外用腐蚀鸡眼无。

注 释

（1）本品为苦木科植物鸦胆子的干燥成熟果实。主产于广东、广西。

（2）因其味苦，性寒，有小毒，且归入大肠、肝两经，故而具有清热解毒，截疟，止痢之功效。用于痢疾，疟疾病症的治疗；还可用于外科赘疣，鸡眼病症的治疗。

（3）每剂用量 0.5 ~ 2 克，因其味苦而有毒，且对胃肠道及肝肾均有损害，故而不宜入煎剂，宜用龙眼肉包裹或装入胶囊吞服，也可压去油后制成丸剂、片剂吞服。外用适量。

154. 熊胆粉

七 绝

熊胆苦寒能解毒，清肝明目热清除。

息风止痉惊痫愈，肿痛咽喉疮痔无。

注 释

（1）本品为熊科动物黑熊及棕熊的干燥胆汁。主产于云南、贵州、福建、四川、西藏、青海、新疆、黑龙江、辽宁、吉林，以人工养殖熊无管造瘘引流取胆汁干燥后入药。

（2）因其味苦，性寒，且归入肝、胆、心三经，故而具有清热解毒，清肝明目，息风止痉之功效。用于热毒疮痈，咽喉肿痛，痔疮，热极生风，惊痫抽搐，肝热目赤，目生翳膜病症的治疗。

（3）每剂用量 0.2 ~ 0.5 克，入丸、散剂内服。外用适量，研末或水调涂敷患处。

155. 青黛

七　绝

青黛解毒咸性寒，热清火泻定惊痫。
温毒凉血消斑去，吐衄疳腮胸痛痊。

注　释

（1）本品为爵床科植物马蓝、蓼科植物蓼蓝或十字花科植物菘蓝的叶或茎叶经加工制得的干燥粉末、团块或颗粒。主产于福建、河北、江苏、安徽、云南、广东。

（2）因其味咸，性寒，且归入独一肝经，故而具有清热解毒，凉血消斑，泻火定惊之功效。用于温毒发斑，血热吐衄，胸痛咳血，口疮，疳腮，喉痹，小儿惊痫病症的治疗。

（3）每剂用量 1 ~ 3 克，宜入丸、散服用。外用适量。

156. 绿豆

七　绝

绿豆热清甘性寒，消暑止渴解毒完。
疮痛哮喘热痰愈，利水肿消除渴烦。

注　释

（1）本品为豆科植物绿豆的干燥成熟的种子。全国大部分省、区均产。

（2）因其味甘，性寒，且归入心、肝、胃三经，故而具有清热，消暑，利水，解毒之功效。用于暑热烦渴，感冒发热，霍乱吐泻，痰热哮喘，头痛目赤，口舌生疮，水肿尿少，疮疡痈肿，风疹丹毒，药物及食物中毒病症的治疗。

（3）每剂用量 15～30 克，建议每剂用量 18～36 克，大剂量可用 120 克，水煎服。外用适量，研末调敷。

157. 赤小豆

七　绝

赤小豆甘酸性平，解毒消肿更排脓。
痈疮热痹风湿治，黄疸肠痛腹痛清。

注　释

（1）本品为豆科植物赤小豆或赤豆的干燥成熟种子。全国各省、区均产。

（2）因其味甘、酸，性平，且归入心、小肠两经，故而具有利水消肿，解毒排脓之功效。用于水肿胀满，脚气浮肿，黄疸尿赤，风湿热痹，痈肿疮毒，肠痛腹痛病症的治疗。

（3）每剂用量 9～30 克，建议每剂用量 12～36 克，水煎服。外用适量，研末调敷。

158. 马勃

七　绝

马勃清肺性辛平，利咽咽疼咳嗽停。
外治创伤出血止，哑音风热衄鼻清。

注　释

（1）本品为灰包科真菌脱皮马勃、大马勃或紫色马勃的干燥子实体。

主产于甘肃、内蒙古、青海、河北、江苏、安徽、湖北、广东、广西。

（2）因其味辛，性平，且归入独一肺经，故而具有清肺利咽，止血之功效。用于风热郁肺，咽痛音哑，咳嗽病症的治疗；还可用于外科鼻衄，创伤出血病症的治疗。

（3）每剂用量2～6克，水煎服，包煎。外用适量，敷患处。

159. 黄连

七　绝

黄连味苦性能寒，清热燥湿心去烦。
泻火疗疮湿疹治，解毒吐衄愈吞酸。

注　释

（1）本品为毛茛科植物黄连、三角叶黄连或云连的干燥根茎。主产于四川、湖北、云南。

（2）因其味苦，性寒，且归入心、脾、胃、肝、胆、大肠六经，故而具有清热燥湿，泻火解毒之功效。用于湿热痞满，呕吐吞酸，泻痢，黄疸，高热神昏，心火亢盛，心烦不寐，心悸不宁，血热吐衄，目赤，牙痛，消渴，痈肿疔疮病症的治疗；还可用于外科湿疹，湿疮，耳道流脓病症的治疗。

（3）每剂用量2～5克，水煎服。外用适量。

160. 黄芩

七　绝

黄芩止血苦功寒，清热燥湿胎动安。
泻火解毒黄疸治，湿温烦渴肿痈痊。

注　释

（1）本品为唇形科植物黄芩的干燥根。主产于河北、山西、内蒙古、陕西、河南、辽宁、吉林、黑龙江。

（2）因其味苦，性寒，且归入肺、胆、脾、大肠、小肠五经，故而具有清热燥湿，泻火解毒，止血，安胎之功效。用于湿温暑湿，胸闷呕恶，湿热痞满，泻痢，黄疸，肺热咳嗽，高热烦渴，血热吐衄，痈肿疮毒，胎动不安病症的治疗。

（3）每剂用量3～10克，水煎服。

161. 黄柏

七　绝

黄柏苦寒除骨蒸，解毒泻火固遗精。
肿疡黄疸热淋治，阴痒燥湿将热清。

注　释

（1）本品为芸香科植物黄皮树或黄檗的干燥树皮。主产于四川、湖北、贵州、云南、广西、陕西、河北、辽宁、吉林、黑龙江、内蒙古。

（2）因其味苦，性寒，且归入肾、膀胱两经，故而具有清热燥湿，泻火除蒸，解毒疗疮之功效。用于湿热泻痢，黄疸尿赤，带下阴痒，热淋涩痛，脚气痿躄，骨蒸劳热，盗汗，遗精，疮疡肿毒，湿疹湿疮病症的治疗。

（3）每剂用量3～12克，水煎服。外用适量。

162. 苦参

七　绝

苦参味苦性能寒，清热燥湿肤痒痊。

痢血疹疮黄疸治，杀虫利尿赤白安。

注　释

（1）本品为豆科植物苦参的干燥根。全国大部分地区均产。

（2）因其味苦，性寒，且归入心、肝、胃、大肠、膀胱五经，故而具有清热燥湿，杀虫止痒，利尿之功效。用于热痢，便血，黄疸尿闭，赤白带下，阴肿阴痒，湿疹，湿疮，皮肤瘙痒，疥癣麻风病症的治疗，还可用于妇科滴虫性阴道炎病症的治疗。

（3）每剂用量4.5～9克，水煎服。外用适量，煎汤洗患处。根据中药"十八反"名言，不宜与藜芦同用。

163. 龙胆

七　绝

龙胆苦寒疗耳鸣，热清火泻胆肝经，
燥湿黄疸痛胁愈，抽搐惊风瘙痒清。

注　释

（1）本品为龙胆科植物条叶龙胆、龙胆、三花龙胆或坚龙胆的干燥根和根茎。主产于辽宁、吉林、黑龙江、内蒙古、云南、四川、贵州。

（2）因其味苦，性寒，且归入肝、胆两经，故而具有清热燥湿，泻肝胆火之功效。用于湿热黄疸，阴肿阴痒，带下，湿疹瘙痒，肝火目赤，耳聋耳鸣，胁痛口苦，强中，惊风抽搐病症的治疗。

（3）每剂用量3～6克，水煎服。

164. 白鲜皮

七　绝

白鲜皮味苦功寒，清热燥湿毒解完。

黄疸疹疮除疥癣，祛风湿痹癫康安。

注 释

（1）本品为芸香科植物白鲜的干燥根皮。主产于辽宁、河北、山东、江苏、四川。

（2）因其味苦，性寒，且归入脾、胃、膀胱三经，故而具有清热燥湿，祛风解毒之功效。用于湿热疮毒，黄水淋漓，湿疹，风疹，疥癣疮癞，风湿热痹，黄疸尿赤病症的治疗。

（3）每剂用量 5 ～ 10 克，水煎服。外用适量，煎汤洗或研粉敷。

165. 秦皮

七 绝

秦皮苦涩性能寒，清热燥湿明目宽。
止带赤白停带下，涩收止痢泻停安。

注 释

（1）本品为木犀科植物苦枥白蜡树、白蜡树、尖叶白蜡树或宿柱白蜡树的干燥枝皮或干皮。主产于辽宁、吉林、黑龙江、河南、河北、陕西。

（2）因其味苦、涩，性寒，且归入肝、胆、大肠三经，故而具有清热燥湿，收涩止痢，止带，明目之功效。用于湿热泻痢，赤白带下，目赤肿痛，目生翳膜病症的治疗。

（3）每剂用量 6 ～ 12 克，水煎服。外用适量，煎洗患处。

166. 玄参

七 绝

玄参甘苦性微寒，凉血解毒结散完。

咸味滋阴能降火，骨蒸清热肿痈痉。

注　释

（1）本品为玄参科植物玄参的干燥根。主产于浙江。

（2）因其味甘、苦、咸，性微寒，且归入肺、胃、肾三经，故而具有清热凉血，滋阴降火，解毒散结之功效。用于热入营血，温毒发斑，热病伤阴，舌绛烦渴，津伤便秘，骨蒸劳嗽，目赤，咽痛，白喉，瘰疬，痈肿疮毒病症的治疗。

（3）每剂用量9～15克，水煎服。根据中药"十八反"名言，不宜与藜芦同用。

167. 地黄（又名：生地）

七　绝

生地味甘其性寒，养阴能治骨蒸烦。
生津消渴必清热，凉血温毒吐衄痉。

注　释

（1）本品为玄参科植物地黄的干燥块根。主产于河南。

（2）因其味甘，性寒，且归入心、肝、肾三经，故而具有清热凉血，养阴生津之功效。用于热入营血，温毒发斑，吐血衄血，热病伤阴，舌绛烦渴，津伤便秘，阴虚发热，骨蒸劳热，内热消渴病症的治疗。

（3）每剂用量10～15克，水煎服。

168. 赤芍

七　绝

赤芍味苦性微寒，止痛散瘀疏郁肝。

清热跌伤痈肿去，痛经凉血愈毒斑。

注　释

（1）本品为毛茛科植物芍药或川赤芍的干燥根。主产于安徽、浙江、山东、内蒙古、吉林、辽宁、黑龙江、四川。

（2）因其味苦，性微寒，且归入独一肝经，故而具有清热凉血，散瘀止痛之功效，用于热入营血，温毒发斑，吐血衄血，目赤肿痛，肝郁胁痛，经闭痛经，癥瘕腹痛，跌扑损伤，痈肿疮疡病症的治疗。

（3）每剂用量6～12克，水煎服。根据中药"十八反"名言，不宜与藜芦同用。

169. 牡丹皮（又名：丹皮）

七　绝

丹皮辛苦性微寒，活血化瘀经闭痊。
无汗骨蒸清热去，肿痛凉血愈发斑。

注　释

（1）本品为毛茛科植物牡丹的干燥根皮，主产于安徽、四川、湖南、湖北、陕西、山东、河南、甘肃、贵州。

（2）因其味苦、辛，性微寒，且归入心、肝、肾三经，故而具有清热凉血，活血化瘀之功效，用于热入营血，温毒发斑，吐血衄血，夜热早凉，无汗骨蒸，经闭痛经，跌扑伤痛，痈肿疮毒病症的治疗。

（3）每剂用量6～12克，水煎服。孕妇慎用。

170. 紫草

七　绝

紫草咸甘生性寒，解毒透疹又消斑。

愈疮清热凉活血，水火烫伤湿疹斑。

注　释

（1）本品为紫草科植物新疆紫草或内蒙紫草的干燥根。主产于新疆、内蒙古、甘肃。

（2）因其味甘、咸，性寒，且归入心、肝两经，故而具有清热凉血，活血解毒，透疹消斑之功效。用于血热毒盛，斑疹紫黑，麻疹不透，疮疡，湿疹，水火烫伤病症的治疗。

（3）每剂用量 5 ~ 10 克，水煎服。外用适量，熬膏或用植物油浸泡涂擦。

171. 水牛角

七　绝

水牛角苦性能寒，凉血解毒惊定安。
清热发斑谵语愈，神昏吐衄疹疗痊。

注　释

（1）本品为牛科动物水牛的角。主产于华南、华东长江以南省、区。

（2）因其味苦，性寒，且归入心、肝两经，故而具有清热凉血，解毒，定惊之功效。用于温病高热，神昏谵语，发斑发疹，吐血衄血，惊风，癫狂病症的治疗。

（3）每剂用量 15 ~ 30 克，水煎服。宜先煎 3 小时以上。若制成浓缩粉冲服，则每次 1.5 ~ 3 克，每日两次。

172. 银柴胡

七　绝

银柴胡味性微寒，甘味归经入胃肝。

虚热能清疳热治，阴劳热症骨蒸瘁。

注　释

（1）本品为石竹科植物银柴胡的干燥根。主产于宁夏、内蒙古、甘肃。

（2）因其味甘，性微寒，且归入肝、胃两经，故而具有清虚热，除疳热之功效。用于阴虚发热，骨蒸劳热，小儿疳热病症的治疗。

（3）每剂用量3～10克，水煎服。

173. 胡黄连

七　绝

胡黄连苦性能寒，湿热清除愈热疳。
泻痢痔疮黄疸治，善清虚热骨蒸瘁。

注　释

（1）本品为玄参科植物胡黄连的干燥根茎。主产于印度、印度尼西亚和我国的西藏。

（2）因其味苦，性寒，且归入肝、胃、大肠三经，故而具有退虚热，除疳热，清湿热之功效。用于骨蒸潮热，小儿疳热，湿热泻痢，黄疸尿赤，痔疮肿痛病症的治疗。

（3）每剂用量3～10克，水煎服。

174. 白薇

七　绝

白薇味苦性咸寒，清热通淋利尿安。
凉血解毒痈肿治，阴虚发热骨蒸瘁。

（1）本品为萝藦科植物白薇或蔓生白薇的干燥根及根茎。主产于安徽、湖北、河南、河北、辽宁、山东、山西。

（2）因其味苦、咸，性寒，且归入胃、肝、肾三经，故而具有清热凉血，利尿通淋，解毒疗疮之功效。用于温邪伤营发热，阴虚发热，骨蒸劳热，产后血虚发热，热淋，血淋，痈疽肿毒病症的治疗。

（3）每剂用量 5 ~ 10 克，水煎服。外用适量。

175. 地骨皮

七　绝

地骨皮甘生性寒，除蒸凉血嗽咳安。
阴虚潮热肺清降，降火骨蒸消渴瘥。

注　释

（1）本品为茄科植物枸杞或宁夏枸杞的干燥根皮。主产于河南、河北、山西、宁夏、浙江、江苏。

（2）因其味甘，性寒，且归入肺、肝、肾三经，故而具有凉血除蒸，清肺降火之功效。用于阴虚潮热，骨蒸盗汗，肺热咳嗽，咯血，衄血，内热消渴病症的治疗。

（3）每剂用量 9 ~ 15 克，水煎服。

176. 青蒿

七　绝

青蒿味苦性辛寒，虚热热清暑解完。
截疟退黄黄疸去，早凉夜热骨蒸瘥。

（1）本品为菊科植物黄花蒿的干燥地上部分。全国各省、区均产。

（2）因其味苦、辛，性寒，且归入肝、胆两经，故而具有清虚热，除骨蒸，解暑热，截疟，退黄之功效。用于温邪伤阴，夜热早凉，阴虚发热，骨蒸劳热，暑邪发热，疟疾寒热，湿热黄疸病症的治疗。

（3）每剂用量 6 ~ 12 克，建议每剂用量 9 ~ 15 克，水煎服，宜后下。或鲜用绞汁服用。

177. 甘遂

甘遂苦寒含有毒，散结泻水腹积无。
喘咳痰饮愈积聚，逐饮疮痫消肿除。

（1）本品为大戟科植物甘遂的干燥块根。主产于河南、山西、陕西、宁夏。

（2）因其味苦，性寒，有毒，且归入肺、肾、大肠三经，故而具有泻水逐饮，消肿散结之功效。用于水肿胀满，胸腹积水，痰饮积聚，气逆咳喘，二便不利，风痰癫痫，痈肿疮毒病症的治疗。

（3）每剂用量 0.5 ~ 1.5 克，醋炙后多入丸、散服用。外用适量，生用。根据中药"十八反"名言，不宜与甘草同用。孕妇禁用。

178. 商陆

商陆苦寒含有毒，善疗胀满肿消无。
散结外用痈疮治，逐水便通毒解除。

注 释

（1）本品为商陆科植物商陆或垂序商陆的干燥根。主产于河南、安徽、湖北、江西、浙江、山东。

（2）因其味苦，性寒，有毒，且归入肺、脾、肾、大肠四经，故而具有逐水消肿，通利二便和外用解毒散结之功效。用于水肿胀满，二便不通，痈肿疮毒病症的治疗。

（3）每剂用量 3 ~ 9 克，水煎服。外用适量，煎汤熏洗。孕妇禁用。

179. 京大戟（又名：大戟）

七 绝

大戟苦寒含有毒，散结消肿聚积无。
痰核逐饮喘咳止，泻水痈疮胀满除。

注 释

（1）本品为大戟科植物大戟的干燥根。主产于江苏、山东、河北、山西、甘肃。

（2）因其味苦，性寒，有毒，且归入肺、脾、肾三经，故而具有泻水逐饮，消肿散结之功效。用于水肿胀满，胸腹积水，痰饮积聚，气逆咳喘，二便不利，痈肿疮毒，瘰疬痰核病症的治疗。

（3）每剂用量 1.5 ~ 3 克，水煎服或入丸、散服，每次 1 克，内服用醋炙大戟。外用适量，宜用生大戟。根据中药"十八反"名言，不宜与甘草同用。孕妇禁用。

180. 狼毒

七 绝

狼毒辛苦性平毒，泻水杀虫逐饮除。

心腹痛疼积聚愈，结核疥癣病疗无。

注 释

（1）本品为瑞香科植物瑞香狼毒的干燥根。主产于河北、内蒙古及西北、东北各省、区。

（2）因其味苦、辛，性平，有毒，且归入肺、脾、肝三经，故而具有泻水逐饮，破积杀虫之功效。用于水肿腹胀，痰食虫积，心腹疼痛，癥瘕积聚，结核，疥癣病症的治疗。

（3）每剂用量 1～3 克，水煎服，或入丸、散。外用适量，研末调敷，或醋磨汁涂。根据中药"十九畏"名言，不宜与密陀僧同用。孕妇禁用。

181. 芫花

七 绝

芫花味苦性辛温，泻水杀虫逐饮真。
咳止痰祛痛肿治，疗疮疥癣愈功神。

注 释

（1）本品为瑞香科植物芫花的干燥花蕾。主产于安徽、江苏、浙江、福建、四川、河南、河北、山东。

（2）因其味苦、辛，性温，有毒，且归入肺、脾、肾三经，故而具有泻水逐饮，祛痰止咳，外用杀虫疗疮之功效。用于水肿胀满，胸腹积水，痰饮积聚，气逆咳喘，二便不利病症的治疗；还可用于外科疥癣秃疮，痈肿，冻疮病症的治疗。

（3）每剂用量 1.5～3 克，醋炙后水煎服。外用适量，生用。配伍不宜与甘草同用。孕妇禁用。

182. 巴豆霜

七 绝

巴豆制霜辛热毒，冷积峻下肿消无。
豁痰利咽寒积治，疣痣蚀疮食滞除。

注 释

（1）本品为大戟科植物巴豆的干燥净仁的炮制加工品。主产于四川、云南、广西。

（2）因其味辛，性热，有大毒，且归入胃、大肠两经，故而具有峻下冷积，逐水退肿、豁痰利咽和外用蚀疮之功效。用于寒积便秘，乳食停滞，腹水臌胀，二便不通，喉风，喉痹和痈肿脓成不溃，恶疮疥癣，疣痣病症的治疗。

（3）每剂用量 0.1 ~ 0.3 克，多入丸、散使用。外用适量。配伍不宜与牵牛子同用。孕妇禁用。

183. 千金子

七 绝

千金子味性辛温，破血消癥疗癣真。
逐水便通能泻下，血瘀经闭去疣神。

注 释

（1）本品为大戟科植物续随子的干燥成熟种子。主产于河南、河北、四川、浙江。

（2）因其味辛，性温，有毒，且归入肝、肾、大肠三经，故而具有泻下逐水，破血消癥，外用疗癣蚀疣之功效。用于二便不通，水肿，痰饮，积滞胀满，血瘀经闭病症的治疗，还可用于外科顽癣，赘疣病症的治疗。

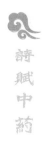

（3）每剂用量1～2克，去壳，去油用，多入丸、散服。外用适量，捣烂敷患处。孕妇禁用。

184. 牵牛子

七 绝

牵牛子苦性毒寒，通便消痰积聚痊。
泻水攻积疗气逆，杀虫涤饮喘咳安。

注 释

（1）本品为旋花科植物裂叶牵牛或圆叶牵牛的干燥成熟种子。全国大部分省、区均产。

（2）因其味苦，性寒，有毒，且归入肺、肾、大肠三经，故而具有泻水通便，消痰涤饮，杀虫攻积之功效。用于水肿胀满，二便不通，痰饮积聚，气逆喘咳，虫积腹痛病症的治疗。

（3）每剂用量3～6克，水煎服。若入丸、散服用，则每剂用量1.5～3克。根据中药"十九畏"名言，不宜与巴豆、巴豆霜同用。孕妇禁用。

185. 大黄

七 绝

大黄味苦性能寒，凉血解毒黄退完。
泻下攻积清热火，逐瘀经闭利湿安。

注 释

（1）本品为蓼科植物掌叶大黄、唐古特大黄或药用大黄的干燥根和根茎。主产于青海、甘肃、四川、西藏、湖北、云南。

（2）因其味苦，性寒，且归入脾、胃、大肠、肝、心包五经，故而具有泻下攻积，清热泻火，凉血解毒，逐瘀通经，利湿退黄之功效。用于实热积滞便秘，血热吐衄，目赤咽肿，痈肿疔疮，肠痈腹痛，瘀血经闭，产后瘀阻，跌打损伤，湿热痢疾，黄疸尿赤，淋证，水肿病症的治疗，还可用于外科烧烫伤病症治疗。

（3）每剂用量3～15克，水煎服，用于泻下不宜久煎。外用适量，研末敷于患处。孕妇慎用。

186. 番泻叶

七　绝

番泻叶甘功苦寒，热结泻热滞行安。
腹疼通便便通畅，利水功能肿胀痊。

注　释

（1）本品为豆科植物狭叶番泻或尖叶番泻的干燥小叶。主产于印度、埃及和我国的广东、广西、云南、海南。

（2）因其味甘、苦，性寒，且归入独一大肠经，故而具有泻热行滞，通便，利水之功效。用于热结积滞，便秘腹痛，水肿胀满病症的治疗。

（3）每剂用量2～6克，水煎服，后下，或开水泡服。孕妇慎用。

187. 芒硝

七　绝

芒硝味苦性咸寒，风化力增能软坚。
泻下火清通便畅，肿消腹痛口疮痊。

注　释

（1）本品为硫酸盐类矿物芒硝族芒硝，经加工精制而成的结晶体，主含含水硫化钠（$Na_2SO_4 \cdot 10H_2O$）。再经风化干燥制得本品，即为玄明粉，主含硫酸钠（Na_2SO_4）。主产于河北、河南、山东、山西、安徽、江苏、天津、四川、新疆、内蒙古。

（2）因其味咸、苦，性寒，且归入胃、大肠两经，故而具有泻下通便，润燥软坚，清火消肿之功效。用于实热积滞，肠痈肿痛，大便燥结，腹满胀痛病症的治疗；还可用于外科咽喉肿痛，口舌生疮，痔疮肿痛，目赤，痈肿，乳痈病症的治疗。

（3）芒硝每剂用量6～12克，玄明粉每剂用量3～9克，一般均不入煎剂，溶入煎好的汤液中服用。外用适量。根据中药"十九畏"名言，不宜与硫黄、三棱同用。芒硝及玄明粉孕妇均慎用。

188. 芦荟

七 绝

芦荟苦寒通便舒，清肝泻火热结无。
杀虫治癣疗疳愈，抽搐惊痫疮去除。

注 释

（1）本品为百合科植物库拉索芦荟、好望角芦荟或其他同属近缘植物叶的汁液浓缩干燥物。主产于非洲南部、南美洲及西印度群岛和我国的广东、广西、云南。

（2）因其味苦，性寒，且归入肝、胃、大肠三经，故而具有泻下通便，清肝泻火，杀虫疗疳之功效。用于热结便秘，惊痫抽搐，小儿疳积病症的治疗，还可用于外科癣疮病症的治疗。

（3）每剂用量2～5克，宜入丸、散。外用适量，研末敷患处。孕妇慎用。

189. 火麻仁

七　绝

火麻仁味性甘平，归入大肠脾胃经。
通便润肠肠燥治，血虚便秘益津生。

注　释

（1）本品为桑科植物大麻的干燥成熟种子。全国大部分省、区均产。

（2）因其味甘，性平，且归入脾、胃、大肠三经，故而具有润肠通便之功效。用于血虚津亏，肠燥便秘病症的治疗。

（3）每剂用量 10 ~ 15 克，建议每剂用量 12 ~ 18 克，水煎服。

190. 郁李仁

七　绝

郁李仁甘辛苦平，津枯润燥便通行。
食积下气滑肠燥，利水肿消歌愈功。

注　释

（1）本品为蔷薇科植物欧李、郁李或长柄扁桃的干燥成熟种子。主产于河北、山东、辽宁、吉林、黑龙江、内蒙古、甘肃。

（2）因其味辛、苦、甘，性平，且归入脾、大肠、小肠三经，故而具有润燥通便，下气利水之功效。用于津枯肠燥，食积气滞，腹胀便秘，水肿，脚气，小便不利病症的治疗。

（3）每剂用量 6 ~ 10 克，建议每剂用量 9 ~ 12 克，水煎服。孕妇慎用。

191. 苍术

苍术辛苦性能温，风去散寒明目真。
除痹燥湿脾胃健，夜盲感冒愈功神。

（1）本品为菊科植物茅苍术或北苍术的干燥根茎。主产于江苏、湖北、湖南、河南、河北、山西、陕西。

（2）因其味辛、苦，性温，且归入脾、胃、肝三经，故而具有燥湿健脾，祛风散寒，明目之功效。用于湿阻中焦，脘腹胀满，泄泻，水肿，风湿痹痛，脚气痿躄，风寒感冒，夜盲，眼目昏涩病症的治疗。

（3）每剂用量 3 ~ 9 克，水煎服。

192. 厚朴

厚朴燥湿辛苦温，消痰痰饮荡无存。
食积下气能除满，湿滞伤中吐泻神。

（1）本品为木兰科植物厚朴或凹叶厚朴的干燥干皮、根皮及枝皮。主产于四川、湖北、安徽、浙江。

（2）因其味苦、辛，性温，且归入脾、胃、肺、大肠四经，故而具有燥湿消痰，下气除满之功效。用于湿滞伤中，脘痞吐泻，食积气滞，腹胀便秘，痰饮咳喘病症的治疗。

（3）每剂用量 3 ~ 10 克，水煎服。

193. 广藿香（又名：藿香）

藿香辛味性微温，浊化芳香止呕真。
发表解暑头痛愈，和中腹痛泻停神。

（1）本品为唇形科植物广藿香的干燥地上部分。主产于广东、广西、
海南。

（2）因其味辛，性微温，且归入脾、胃、肺三经，故而具有芳香化
浊，和中止呕，发表解暑之功效。用于湿浊中阻，脘痞呕吐，暑湿表
证，湿温初起，发热倦怠，胸闷不舒，寒湿闭暑，腹痛吐泻，鼻渊头痛
病症的治疗。

（3）每剂用量 3 ~ 10 克，建议每剂用量 6 ~ 15 克，水煎服。

194. 佩兰

佩兰发表性辛平，中阻解暑湿化功。
开胃醒脾祛呕恶，芳香除臭畅舒胸。

（1）本品为菊科植物佩兰的干燥地上部分。主产于江苏、浙江、河
北、山东、安徽、上海。

（2）因其味辛，性平，且归入脾、胃、肺三经，故而具有芳香化
湿，醒脾开胃，发表解暑之功效。用于湿浊中阻，脘痞呕恶，口中甜
腻，口臭，多涎，暑湿表证，湿温初起，发热倦怠，胸闷不舒病症的
治疗。

（3）每剂用量 3 ~ 10 克，水煎服。

195. 荷叶

七绝

荷叶升发性苦平，渴烦暑热化湿清。
脾虚泄泻止凉血，吐衄清阳疗漏崩。

注释

（1）本品为睡莲科植物莲的干燥叶。主产于江苏、湖南、湖北、浙江、福建。

（2）因其味苦，性平，且归入肝、脾、胃三经，故而具有清暑化湿，升发清阳，凉血止血之功效。用于暑热烦渴，暑湿泄泻，脾虚泄泻，血热吐衄，便血崩漏病症的治疗。

（3）每剂用量3～10克，建议每剂用量6～12克，水煎服，也可泡茶饮用。

196. 砂仁

七绝

砂仁开胃性辛温，止泻温脾愈呕真。
理气安胎除恶阻，湿浊中阻化湿神。

注释

（1）本品为姜科植物阳春砂、绿壳砂或海南砂的干燥成熟果实。主产于广东、广西、海南、云南。

（2）因其味辛，性温，且归入脾、胃、肾三经，故而具有化湿开胃，温脾止泻，理气安胎之功效。用于湿浊中阻，脘痞不饥，脾胃虚寒，呕吐泄泻，妊娠恶阻，胎动不安病症的治疗。

（3）每剂用量3～6克，建议每剂用量6～9克，水煎服，宜后下。

197. 草果

草果味辛生性温，温中截疟燥湿真。
疟疾寒热疫瘟治，腹满痰除止呕神。

（1）本品为姜科植物草果的干燥成熟果实。主产于广西、云南、贵州。

（2）因其味辛，性温，且归入脾、胃两经，故而具有燥湿温中，截疟除痰之功效。用于寒湿内阻，脘腹胀痛，痞满呕吐，瘟疫发热，疟疾寒热病症的治疗。

（3）每剂用量3～6克，建议每剂用量6～9克，水煎服。

198. 豆蔻

豆蔻味辛生性温，化湿行气散寒真。
温中止呕治胸闷，开胃消食显效神。

（1）本品为姜科植物白豆蔻或爪哇白豆蔻的干燥成熟果实。主产于广东、广西、云南。

（2）因其味辛，性温，且归入肺、脾、胃三经，故而具有化湿行气，温中止呕，开胃消食之功效。用于湿浊中阻，胸腹胀痛，食积不消，不思饮食，湿温初起，胸闷不饥，寒湿呕逆病症的治疗。

（3）每剂用量3～6克，水煎服，宜后下。

199. 草豆蔻

草豆蔻辛生性温，温中止呕逆除真。
燥湿行气愈湿阻，脘腹冷疼食欲新。

注　释

（1）本品为姜科植物草豆蔻的干燥近成熟种子。主产于广西、海南、云南。

（2）因其味辛，性温，且归入脾、胃两经，故而具有燥湿行气，温中止呕之功效。用于寒湿内阻，脘腹胀满冷痛，不思饮食，嗳气呕逆病症的治疗。

（3）每剂用量 3 ~ 6 克，水煎服。

200. 茯苓

茯苓性味淡甘平，食少健脾食欲增。
利水渗湿除泄泻，失眠惊悸愈心宁。

注　释

（1）本品为多孔菌科真菌茯苓的干燥菌核。主产于云南、安徽、湖北。

（2）因其味甘、淡，性平，且归入心、肺、脾、肾四经，故而具有利水渗湿，健脾，宁心之功效。用于水肿尿少，痰饮眩悸，脾虚食少，便溏泄泻，心神不安，惊悸失眠病症的治疗。

（3）每剂用量 10 ~ 15 克，建议每剂用量 12 ~ 18 克，水煎服。

201. 茯神

七 绝

茯神利水淡甘平，健忘安神惊悸宁。
最善宁心除病症，失眠圆梦愈怔忡。

注 释

（1）本品为多孔菌科真菌茯苓干燥菌核中间抱有松根的部分。主产于云南、安徽、湖北。

（2）因其味甘、淡，性平，且归入心、肺、肾、脾四经，故而具有宁心，安神，利水之功效。用于惊悸，怔忡，健忘失眠，惊痫，小便不利病症的治疗。

（3）每剂用量 10 ~ 15 克，水煎服。

202. 猪苓

七 绝

猪苓味淡性甘平，利水渗湿歌愈功。
入肾膀胱经络药，淋浊泄泻带疗停。

注 释

（1）本品为多孔菌科真菌猪苓的干燥菌核。主产于陕西、山西、河南、河北、云南。

（2）因其味甘、淡，性平，且归入肾、膀胱两经，故而具有利水渗湿之功效。用于小便不利，水肿，淋浊，带下，泄泻病症的治疗。

（3）每剂用量 6 ~ 12 克，水煎服。

203. 泽泻

泽泻淡甘生性寒，渗湿利水热淋痊。
降脂泻热浊清化，痰饮眩晕脂血安。

（1）本品为泽泻科植物泽泻的干燥块茎。主产于福建、江西、四川。

（2）因其味甘、淡，性寒，且归入肾、膀胱两经，故而具有利水渗湿，泄热，化浊降脂之功效。用于水肿胀满，小便不利，泄泻尿少，痰饮眩晕，热淋涩痛，高脂血症病症的治疗。

（3）每剂用量6～10克，水煎服。

204. 薏苡仁

薏苡仁甘淡性凉，渗湿利水健脾强。
排脓结散解毒去，止泻痛疽湿痹康。

（1）本品为禾本科植物薏苡的干燥成熟种仁。主产于福建、河北、辽宁、江苏。

（2）因其味甘、淡，性凉，且归入脾、胃、肺三经，故而具有利水渗湿，健脾止泻，除痹，排脓，解毒散结之功效。用于水肿，脚气，小便不利，脾虚泄泻，湿痹拘挛，肺痈，肠痈，赘疣，癌肿病症的治疗。

（3）每剂用量9～30克，建议每剂用量12～36克，水煎服。利水渗湿宜用生薏苡仁，健脾止泻宜用炒薏苡仁。孕妇慎用。

205. 冬瓜皮

七 绝

冬瓜皮味性甘凉，归入脾经与小肠。
利尿解暑清热去，肿消口渴体安康。

注 释

（1）本品为葫芦科植物冬瓜的干燥外层果皮。全国大部分省、区均产。

（2）因其味甘，性凉，且归入脾、小肠两经，故而具有利尿消肿，清热解暑之功效。用于水肿胀满，小便不利，暑热口渴，小便短赤病症的治疗。

（3）每剂用量 9 ～ 30 克，建议每剂用量 12 ～ 36 克，水煎服。

206. 玉米须

七 绝

玉米须甘味淡平，清肝利胆乳汁通。
淋浊消肿利通尿，黄疸胆炎消渴停。

注 释

（1）本品为禾本科植物玉蜀黍的花柱和柱头。主产于我国北方（长江以北）各省、区。

（2）因其味甘、淡，性平，且归入肾、胃、肝、胆四经，故而具有利尿消肿，清肝利胆之功效。用于水肿，淋证，白浊，消渴，黄疸，胆囊炎，胆结石症，高血压病，乳痈，乳汁不通病症的治疗。

（3）每剂用量 15 ～ 30 克，建议每剂用量 18 ～ 36 克，大剂量60 ～ 90 克，鲜品加倍，水煎服，也可泡茶饮。

207. 木通

七　绝

木通下乳苦功寒，利尿通淋淋症瘥。
下乳通经经闭治，清心热痹愈心烦。

注　释

（1）本品为木通科植物木通、三叶木通或白木通的干燥藤茎。主产于江苏、浙江、广西、四川、陕西、湖南、湖北、安徽。

（2）因其味苦，性寒，且归入心、小肠、膀胱三经，故而具有利尿通淋，清心除烦，通经下乳之功效。用于淋证，水肿，心烦尿赤，口舌生疮，经闭乳少，湿热痹痛病症的治疗。

（3）每剂用量3～6克，水煎服。

208. 萆薢

七　绝

萆薢清浊性苦平，膀胱肝胃入三经。
膏淋带下疹疮治，痹痛利湿风去宁。

注　释

（1）本品为薯蓣科植物粉背薯蓣的干燥根茎。主产于浙江、江西、安徽、湖南。

（2）因其味苦，性平，且归入肝、胃、膀胱三经，故而具有利湿浊，祛风湿之功效。用于膏淋，白浊，带下，疮疡，湿疹，风湿痹痛病症的治疗。

（3）每剂用量9～15克，水煎服，或入丸、散。

209. 通草

通草淡甘微性寒，善清湿热热淋痊。
气通下乳新汁满，利尿尿通消肿安。

（1）本品为五加科植物通脱木的干燥茎髓。主产于四川、贵州、云南、广西。

（2）因其味甘、淡，性微寒，且归入肺、胃两经，故而具有清热利尿，通气下乳之功效。用于湿热淋证，水肿尿少，乳汁不下病症的治疗。

（3）每剂用量 3 ~ 5 克，水煎服。孕妇慎用。

210. 灯心草

灯心草淡性微寒，心火益清甘去烦。
小便利通疼痛止，口疮能治愈失眠。

（1）本品为灯心草科植物灯心草的干燥茎髓。主产于江苏、福建、贵州、四川、云南、陕西。

（2）因其味甘、淡，性微寒，且归入心、肺、小肠三经，故而具有清心火，利小便之功效。用于心烦失眠，尿少涩痛，口舌生疮病症的治疗。

（3）每剂用量 1 ~ 3 克，水煎服。

211. 瞿麦

七　绝

瞿麦苦寒活血行，闭经瘀阻必通经。

通淋利尿诸淋愈，善治涩疼淋便通。

注　释

（1）本品为石竹科植物瞿麦或石竹的干燥地上部分。主产于河南、河北、山东、江苏、浙江、四川、湖南、湖北、陕西、辽宁、吉林、黑龙江。

（2）因其味苦，性寒，且归入心、小肠两经，故而具有利尿通淋，活血通经之功效。用于热淋，血淋，石淋，小便不通，淋沥涩痛，经闭瘀阻病症的治疗。

（3）每剂用量9～15克，水煎服。孕妇慎用。

212. 萹蓄

七　绝

萹蓄微寒苦灭虫，通淋利尿愈淋疼。

皮肤湿疹愈阴痒，腹痛虫积止痒功。

注　释

（1）本品为蓼科植物萹蓄的干燥地上部分。主产于辽宁、吉林、黑龙江、河北、河南、山西、湖北。

（2）因其味苦，性微寒，且归入独一膀胱经，故而具有利尿通淋，杀虫，止痒之功效。用于热淋涩痛，小便短赤，虫积腹痛，皮肤湿疹，阴痒带下病症的治疗。

（3）每剂用量9～15克，水煎服。外用适量，煎洗患处。

213. 石韦

石韦甘苦性微寒，利尿通淋淋沥痊。
吐衄漏崩凉止血，益清肺热喘咳安。

（1）本品为水龙骨科植物庐山石韦、石韦或有柄石韦的干燥叶。全国大部分省、区均产。

（2）因其味甘、苦，性微寒，且归入肺、膀胱两经，故而具有利尿通淋，清肺止咳，凉血止血之功效。用于热淋，血淋，石淋，小便不通，淋沥涩痛，肺热喘咳，吐血，衄血，尿血，崩漏病症的治疗。

（3）每剂用量6～12克，水煎服。

214. 车前子

车前子味性甘寒，清热通淋利尿宽。
止泻渗湿明目亮，热痰咳嗽必祛痰。

（1）本品为车前科植物车前或平车前的干燥成熟种子。主产于河南、江西、四川、山西、河北、辽宁。

（2）因其味甘，性寒，且归入肝、肾、肺、小肠四经，故而具有清热利尿通淋，渗湿止泻，明目，祛痰之功效。用于热淋涩痛，水肿胀满，暑湿泄泻，目赤肿痛，痰热咳嗽病症的治疗。

（3）每剂用量9～15克，水煎服，宜包煎。

215. 地肤子

地肤子苦性辛寒，清热利湿湿疹瘥。
止痒祛风阴痒治，善疗便涩痛疼安。

注 释

（1）本品为藜科植物地肤的干燥成熟果实。主产于河南、河北、山东、江苏。

（2）因其味辛、苦，性寒，且归入肾、膀胱两经，故而具有清热利湿，祛风止痒之功效。用于小便涩痛，阴痒带下，风疹，湿疹，皮肤瘙痒病症的治疗。

（3）每剂用量9～15克，水煎服。外用适量，煎汤熏洗。

216. 冬葵子

冬葵子味涩甘凉，利尿愈淋淋症康。
清热润肠肠燥治，乳通下乳乳盈房。

注 释

（1）本品为锦葵科植物冬葵的干燥成熟种子。全国大部分省、区均产。

（2）因其味甘、涩，性凉，且归入大肠、小肠、膀胱三经，故而具有清热利尿，下乳，润肠之功效。用于淋证，尿闭，水肿，乳汁不通，乳房胀痛，肠燥便秘病症的治疗。

（3）每剂用量3～9克，水煎服。孕妇慎用。

217. 海金沙

七 绝

海金沙味性咸寒，甘渗利湿清热完。
止痛通淋石血治，膏淋尿道涩疼痉。

注 释

（1）本品为海金沙科植物海金沙的干燥成熟孢子。主产于广东、浙江、江苏、湖南。

（2）因其味甘、咸，性寒，且归入膀胱、小肠两经，故而具有清利湿热，通淋止痛之功效。用于热淋，石淋，血淋，膏淋，尿道涩痛病症的治疗。

（3）每剂用量 6 ~ 15 克，水煎服，包煎。

218. 滑石

七 绝

滑石味淡性甘寒，暑解渴除清热烦。
利尿通淋疼涩愈，敛疮湿疹痱疮痉。

注 释

（1）本品为硅酸盐类矿物滑石族滑石，主含含水硅酸镁 [$Mg_3 \cdot (Si_4O_{10}) \cdot (OH)_2$]。主产于山东、辽宁、江西、广西。

（2）因其味甘、淡，性寒，且归入膀胱、肺、胃三经，故而具有利尿通淋，清热解暑和外用祛湿敛疮之功效。用于热淋，石淋，尿热涩痛，暑湿烦渴，湿热水泻病症的治疗，还可用于外科湿疹，湿疮，痱子病症的治疗。

（3）每剂用量 10 ~ 20 克，水煎服。滑石块先煎，滑石粉包煎。外用适量。

219. 茵陈

茵陈辛苦性微寒，清热除湿尿少痉。

利胆退黄黄疸愈，暑湿疮痒愈疮安。

注 释

（1）本品为菊科植物滨蒿或茵陈蒿的干燥地上部分。主产于陕西、河北、山西、山东、江西、福建。

（2）因其味苦、辛，性微寒，且归入脾、胃、肝、胆四经，故而具有清利湿热，利胆退黄之功效。用于黄疸尿少，湿温暑湿，湿疮瘙痒病症的治疗。

（3）每剂用量6 ~ 15克，建议每剂用量9 ~ 18克，水煎服。外用适量，煎汤熏洗。

220. 金钱草

金钱草味性微寒，毒解利湿黄退完。

消肿甘咸能利尿，通淋涩痛咬伤痊。

注 释

（1）本品为报春花科植物过路黄的干燥全草。主产于四川及长江流域各省、区。

（2）因其味甘、咸，性微寒，且归入肝、胆、肾、膀胱四经，故而具有利湿退黄，利尿通淋，解毒消肿之功效。用于湿热黄疸，胆胀胁痛，石淋，热淋，小便涩痛，痈肿疔疮，蛇虫咬伤病症的治疗。

（3）每剂用量15 ~ 60克，水煎服。

221. 鸡骨草

七 绝

鸡骨草甘微苦凉，利湿清热解毒强。
疏肝止痛退黄疸，胃脘胀疼痛肿康。

注 释

（1）本品为豆科植物广州相思子的干燥全株。主产于广西、广东。

（2）因其味甘、微苦，性凉，且归入肝、胃两经，故而具有利湿退黄，清热解毒，疏肝止痛之功效。用于湿热黄疸，乳痈肿痛，胁肋不舒，胃脘胀痛病症的治疗。

（3）每剂用量 15 ~ 30 克，水煎服。

222. 五加皮

七 绝

五加皮苦性辛温，湿痹祛风止痛真。
补益肾肝筋骨壮，除湿利水肿消神。

注 释

（1）本品为五加科植物细柱五加的干燥根皮。主产于湖北、湖南、四川、安徽、河南。

（2）因其味辛、苦，性温，且归入肝、肾两经，故而具有祛风除湿，补益肝肾，强筋壮骨，利水消肿之功效。用于风湿痹痛，筋骨痿软，小儿行迟，体虚乏力，水肿，脚气病症的治疗。

（3）每剂用量 5 ~ 10 克，水煎服，或酒浸后饮用，或入丸、散服用。

223. 千年健

七 绝

千年健苦性辛温，善去风湿壮骨筋。
冷痛腰膝寒痹治，拘挛痿软愈麻神。

注 释

（1）本品为天南星科植物千年健的干燥根茎。主产于广西、云南。

（2）因其味苦、辛，性温，且归入肝、肾两经，故而具有祛风湿，壮筋骨之功效。用于风寒湿痹，腰膝冷痛，拘挛麻木，筋骨痿软病症的治疗。

（3）每剂用量5～10克，水煎服，或用酒浸泡后服用。

224. 狗脊

七 绝

狗脊苦甘生性温，祛风湿痹止疼真。
补肝益肾腰膝壮，无力下肢酸软神。

注 释

（1）本品为蚌壳蕨科植物金毛狗脊的干燥根茎。主产于福建、四川、江西、浙江。

（2）因其味苦、甘，性温，且归入肝、肾两经，故而具有祛风湿，补肝肾，强腰膝之功效。用于风湿痹痛，腰膝酸软，下肢无力病症的治疗。

（3）每剂用量6～12克，水煎服。

225. 桑寄生

桑寄生甘性苦平，强筋壮骨祛湿风。
安胎元气胎安好，补肾益肝晕眩宁。

（1）本品为桑寄生科植物桑寄生的干燥带叶茎枝，主产于广西、广东、福建。

（2）因其味苦、甘，性平，且归入肝、肾两经，故而具有祛风湿、补肝肾，强筋骨，安胎元之功效，用于风湿痹痛，腰膝酸软，筋骨无力，崩漏经多，妊娠漏血，胎动不安，头晕目眩病症的治疗。

（3）每剂用量9～15克，水煎服。

226. 防己

防己祛风性苦寒，膀胱肺脏入经联。
风湿痹痛疮毒愈，水利肿消湿疹痊。

（1）本品为防己科植物粉防己的干燥根，主产于浙江、湖北、湖南、江西、安徽。

（2）因其味苦，性寒，且归入膀胱、肺两经，故而具有祛风止痛，利水消肿之功效，用于风湿痹痛，水肿脚气，小便不利，湿疹疮毒病症的治疗。

（3）每剂用量5～10克，水煎服。

227. 秦艽

秦艽止痛苦辛平，虚热退除愈骨蒸。

湿热治疗黄疸愈，拘挛筋脉必祛风。

（1）本品为龙胆科植物秦艽、麻花秦艽、粗茎秦艽或小秦艽的干燥根，主产于甘肃、青海、四川、云南、河北、陕西、内蒙古。

（2）因其味辛、苦，性平，且归入胃、肝、胆三经，故而具有祛风湿，清湿热，止痹痛，退虚热之功效，用于风湿痹痛，筋脉拘挛，骨节酸痛，中风半身不遂，湿热黄疸，骨蒸潮热，小儿疳积发热病症的治疗。

（3）每剂用量 3 ~ 10 克，水煎服。

228. 桑枝

桑枝微苦性能平，多善祛风湿痹疼。

麻木痛酸肩臂治，关节通利益于行。

（1）本品为桑科植物桑的干燥嫩枝。主产于安徽、浙江、江苏、湖南、四川、山东、河北。

（2）因其味微苦，性平，且归入独一肝经，故而具有祛风湿，利关节之功效，用于风湿痹证，肩臂、关节酸痛麻木病症的治疗。

（3）每剂用量 9 ~ 15 克，水煎服。外用适量。

229. 络石藤

七 绝

络石藤苦性微寒，通络祛风湿痹痉。

凉血肿消喉痹治，跌伤筋脉愈拘挛。

注 释

（1）本品为夹竹桃科植物络石的干燥带叶藤茎，主产于江苏、浙江、安徽、江西、山东、湖北、福建。

（2）因其味苦，性微寒，且归入心、肝、肾三经，故而具有祛风通络，凉血消肿之功效，用于风湿热痹，筋脉拘挛，腰膝酸痛，喉痹，痈肿，跌扑损伤病症的治疗。

（3）每剂用量6～12克，水煎服。

230. 海桐皮

七 绝

海桐皮苦性辛平，通络舒筋除去风。

止痒除湿湿疹治，杀虫疥癣损伤功。

注 释

（1）本品为豆科植物刺桐、乔木刺桐的干燥树皮，主产于广西、广东、贵州、云南、四川。

（2）因其味苦、辛，性平，且归入肝、脾两经，故而具有祛风除湿，舒筋通络，杀虫止痒之功效，用于风湿痹痛，肢节拘挛，跌打损伤，疥癣，湿疹病症的治疗。

（3）每剂用量6～12克，水煎服，或浸酒饮服。外用适量，煎汤熏洗，或浸酒擦，或研末调敷。

231. 豨莶草

豨莶草苦性辛寒，通利关节痹痛痊。
除去风湿疮疹愈，腰膝酸软解毒安。

注 释

（1）本品为菊科植物豨莶、腺梗豨莶或毛梗豨莶的干燥地上部分。主产于全国大部分省、区。

（2）因其味辛、苦，性寒，且归入肝、肾两经，故而具有祛风湿，利关节，解毒之功效。用于风湿痹痛，筋骨无力，腰膝酸软，四肢麻痹，半身不遂，风疹湿疮病症的治疗。

（3）每剂用量9～12克，水煎服。外用适量。

232. 丝瓜络

七 绝

丝瓜络味性甘平，活血拘挛除去风。
下乳乳通痈肿愈，胸胁痹痛络通行。

注 释

（1）本品为葫芦科植物丝瓜的干燥成熟果实的维管束。主产于浙江、江苏。

（2）因其味甘，性平，且归入肺、胃、肝三经，故而具有祛风，通络，活血，下乳之功效。用于痹痛拘挛，胸胁胀痛，乳汁不通，乳痈肿痛病症的治疗。

（3）每剂用量5～12克，水煎服。外用适量。

233. 独活

独活辛苦性微温，止痛祛风利少阴。
善治头疼湿痹愈，除湿通痹去疼神。

（1）本品为伞形科植物重齿毛当归的干燥根。主产于四川、湖北、陕西。

（2）因其味辛、苦，性微温，且归入肾、膀胱两经，故而具有祛风除湿，通痹止痛之功效。用于风寒湿痹，腰膝疼痛，少阴伏风头痛，风寒挟湿头痛病症的治疗。

（3）每剂用量3～10克，水煎服。外用适量。

234. 川乌

川乌辛苦热温经，止痛祛风湿痹清。
心腹冷疼寒疝治，大毒慎用记心中。

（1）本品为毛茛科植物乌头的干燥母根。主产于四川、陕西。

（2）因其味辛、苦，性热，生川乌有大毒，孕妇禁用；制川乌有毒，孕妇慎用，且归入心、肝、肾、脾四经，故而具有祛风除湿，温经止痛之功效。用于风寒湿痹，关节疼痛，心腹冷痛，寒疝作痛及麻醉止痛病症的治疗。

（3）制川乌每剂用量1.5～3克，水煎服，宜先煎，久煎，以降低其毒性。生川乌不宜内服，只适宜外用，适量。根据中药"十八反"和"十九畏"名言，不宜与半夏、瓜蒌、瓜蒌子、瓜蒌皮、天花粉、川贝母、浙贝母、平贝母、伊贝母、湖北贝母、白蔹、白及、犀角同用。

235. 草乌

七 绝

　　草乌辛苦热温经，止痛祛风湿痹清。
　　心腹冷疼寒疝治，增强毒性记心中。

注 释

　　（1）本品为毛茛科植物北乌头的干燥块根。主产于东北、华北各省、区。

　　（2）因其味辛、苦，性热，生草乌有大毒，制草乌有毒，且归入心、肝、肾、脾四经，故而具有祛风除湿，温经止痛之功效。用于风寒湿痹，关节疼痛，心腹冷痛，寒疝作痛及麻醉止痛病症的治疗。

　　（3）制草乌每剂用量 1.5～3 克，水煎服，宜先煎，久煎，以降低其毒性。生草乌不宜内服，只宜外用适量。根据中药"十八反"和"十九畏"名言，不宜与半夏、瓜蒌、瓜蒌子、瓜蒌皮、天花粉、川贝母、浙贝母、平贝母、伊贝母、湖北贝母、白蔹、白及同用，草乌与川乌相比，药性相同，但毒性更强。不宜与犀角同用。孕妇禁用。

236. 威灵仙（又名：灵仙）

七 绝

　　灵仙咸味性辛温，通络风湿除去真。
　　肢体木麻湿痹治，拘挛筋脉利屈伸。

注 释

　　（1）本品为毛茛科植物威灵仙、棉团铁线莲或东北铁线莲的干燥根和根茎。主产于辽宁、吉林、黑龙江、江苏、山东、浙江、江西、四川、湖南、湖北。

（2）因其味辛、咸，性温，且归入独一膀胱经，故而具有祛风湿，通经络之功效。用于风湿痹痛，肢体麻木，筋脉拘挛，屈伸不利病症的治疗。

（3）每剂用量6～10克，水煎服。

237. 松节

松节味苦性能温，风去燥湿活络真。
脚痹鹤膝疼痛止，挛急跌打愈舒筋。

（1）本品为松科植物油松、马尾松、赤松、云南松等枝干的结节。主产于辽宁、吉林、黑龙江、河北、河南、山西、山东、陕西、浙江、江苏、江西、四川、贵州、云南、甘肃。

（2）因其味苦，性温，且归入肝、肾两经，故而具有祛风，燥湿，舒筋，活络，止痛之功效。用于风寒湿痹，历节风痛，转筋挛急，脚痹痿软，鹤膝风，跌打伤痛病症的治疗。

（3）每剂用量9～15克，水煎服。外用适量，浸酒涂擦，或炒研末调敷。

238. 海风藤

海风藤苦性微温，辛散风湿利脉筋。
通络善疗寒痹痛，肢节便利益屈伸。

注 释

（1）本品为胡椒科植物风藤的干燥藤茎。主产于福建、浙江、广东、海南。

（2）因其味辛、苦，性微温，且归入独一肝经，故而具有祛风湿，通经络，止痹痛之功效。用于风寒湿痹，肢节疼痛，筋脉拘挛，屈伸不利病症的治疗。

（3）每剂用量6～12克，水煎服。

239. 伸筋草

七 绝

伸筋草味性辛温，微苦去风舒络筋。
酸痛关节伸不利，除湿有效愈功神。

注 释

（1）本品为石松科植物石松的干燥全草。主产于江苏、浙江、福建、四川、贵州、湖北、山东。

（2）因其味微苦、辛，性温，且归入肝、脾、肾三经，故而具有祛风除湿，舒筋活络之功效。用于关节酸痛，屈伸不利病症的治疗。

（3）每剂用量3～12克，水煎服。外用适量。

240. 木瓜

七 绝

木瓜酸味性能温，湿痹拘挛舒络筋。
和胃化湿除脚气，腰膝疼痛愈功神。

注 释

（1）本品为蔷薇科植物贴梗海棠的干燥近成熟果实。主产于安徽、四川、浙江、湖南、湖北。

（2）因其味酸，性温，且归入肝、脾两经，故而具有舒筋活络，和胃化湿之功效。用于湿痹拘挛，腰膝关节酸重疼痛，脚气水肿，暑湿吐泻，转筋挛痛病症的治疗。

（3）每剂用量6～9克，建议每剂用量9～12克，水煎服。

241. 路路通

七　绝

路路通归肝肾经，祛风活络治中风。
通经利水性平苦，乳少跌伤愈痹疼。

注　释

（1）本品为金缕梅科植物枫香树的干燥成熟果序。主产于浙江、福建、江西、江苏、安徽。

（2）因其味苦，性平，且归入肝、肾两经，故而具有祛风活络，通经，利水之功效。用于风湿痹痛，麻木拘挛，中风半身不遂，经行不畅，经闭，乳少，乳汁不通，乳房胀痛，跌打损伤，水肿胀满病症的治疗。

（3）每剂用量5～10克，水煎服。外用适量。

242. 乌梢蛇

七　绝

乌梢蛇味性甘平，止痉祛风经络通。
麻木拘挛湿痹治，破伤疥癣愈中风。

注　释

（1）本品为游蛇科动物乌梢蛇的干燥体。主产于浙江、安徽、江苏、湖南、湖北、江西、福建。

（2）因其味甘，性平，且归入独一肝经，故而具有祛风，通络，止痉之功效。用于风湿顽痹，麻木拘挛，中风口眼喎斜，半身不遂，破伤风，抽搐痉挛，麻风，疥癣病症的治疗。

（3）每剂用量6～12克，建议每剂用量9～15克，水煎服。研末每次用量2～3克，或入丸剂、酒浸服用。外用适量。

243. 蛇蜕

七　绝

蛇蜕甘咸亦性平，解毒退翳更祛风。
定惊抽搐痉挛止，喉痹痒肤除肿疔。

注　释

（1）本品为游蛇科动物黑眉锦蛇、锦蛇或乌梢蛇等蜕下的干燥表皮膜。全国大部分省、区均产。

（2）因其味咸、甘，性平，且归入独一肝经，故而具有祛风，定惊，退翳，解毒之功效。用于小儿惊风，抽搐痉挛，翳障，喉痹，疔肿，皮肤瘙痒病症的治疗。

（3）每剂用量2～3克，水煎。研末吞服，每次用量0.3～0.6克。外用适量。

244. 金钱白花蛇（又名：金钱蛇）

七　绝

金钱蛇味性温毒，味道甘咸风去除。
通络破伤湿痹治，中风止痉痉挛无。

（1）本品为眼镜蛇科动物银环蛇的幼蛇干燥体。主产于广东、广西及长江以南其他各省、区。

（2）因其味甘、咸，性温，有毒，且归入独一肝经，故而具有祛风，通络，止痉之功效。用于风湿顽痹，麻木拘挛，中风口眼㖞斜，半身不遂，抽搐痉挛，破伤风，麻风，疥癣病症的治疗。

（3）每剂用量2 ~ 5克，水煎服。也可研粉吞服，每次用量1 ~ 1.5克。亦可浸酒服用。

245. 蚕沙

蚕沙甘味性辛温，和胃化湿疗转筋。
善去风湿除痹证，风湿瘙痒疹疗神。

（1）本品为蚕蛾科昆虫家蚕的干燥粪便。主产于江苏、浙江、四川。

（2）因其味甘、辛，性温，且归入肝、脾、胃三经，故而具有祛风除湿，和胃化湿之功效。用于风湿痹证，风疹湿疹瘙痒，吐泻转筋病症的治疗。

（3）每剂用量5 ~ 15克，纱布包煎。外用适量。

246. 木香

木香辛苦性能温，行气消食止痛真。
泻痢健脾煨止泻，胸胁胀痛病疗神。

（1）本品为菊科植物木香的干燥根。原主产于印度，因从广州进口，习称"广木香"，现主产于云南、四川，又称"云木香"。

（2）因其味辛、苦，性温，且归入脾、胃、大肠、三焦、胆五经，故而具有行气止痛，健脾消食之功效。用于胸胁、脘腹胀痛，泻痢后重，食积不消，不思饮食病症的治疗。

（3）每剂用量3～6克，水煎服。行气宜用生木香，治疗泻痢后重宜用煨木香。

247. 香附

七　绝

香附性平微苦甘，宽中理气疝疼痉。
味辛止痛调经闭，解郁舒肝痞闷安。

注　释

（1）本品为莎草科植物莎草的干燥根茎。主产于山东、浙江、湖南、河南、福建。

（2）因其味辛、微苦、微甘，性平，且归入肝、脾、三焦三经，故而具有疏肝解郁，理气宽中，调经止痛之功效。用于肝郁气滞，胸胁胀痛，疝气疼痛，乳房胀痛，脾胃气滞，脘腹痞闷，胀满疼痛，月经不调，经闭痛经病症的治疗。

（3）每剂用量6～10克，水煎服。疏肝止痛宜用醋炙香附。

248. 乌药

七　绝

乌药味辛生性温，气行止痛散寒真。

喘急虚冷胀疼止，温肾尿频疗疝神。

注　释

（1）本品为樟科植物乌药的干燥块根。主产于浙江、安徽、广东、广西、湖南。

（2）因其味辛，性温，且归入肺、脾、肾、膀胱四经，故而具有行气止痛，温肾散寒之功效。用于寒凝气滞，胸腹胀痛，气逆喘急，膀胱虚冷，遗尿尿频，疝气疼痛，经寒腹痛病症的治疗。

（3）每剂用量 6 ~ 10 克，水煎服。

249. 甘松

七　绝

甘松辛味性甘温，开郁醒脾消肿真。
理气消食疼痛治，牙疼脚气肿疼神。

注　释

（1）本品为败酱科植物甘松的干燥根及根茎。主产于四川。

（2）因其味辛、甘，性温，且归入脾、胃两经，故而具有理气止痛，开郁醒脾和外用祛湿消肿之功效。用于脘腹胀满，食欲不振，呕吐病症的治疗。还可用于外科牙痛，脚气肿痛病症的治疗。

（3）每剂用量 3 ~ 6 克，水煎服。外用适量，泡汤漱口或煎汤洗脚或研末敷患处。

250. 薤白

七　绝

薤白辛苦性能温，行气通阳导滞神。
胸痹散结疼痛止，痞疼脘腹泻除真。

（1）本品为百合科植物小根蒜或薤的干燥鳞茎。主产于辽宁、吉林、黑龙江、江苏、湖北、河北。

（2）因其味辛、苦，性温，且归入心、肺、胃、大肠四经，故而具有通阳散结，行气导滞之功效。用于胸痹心痛，脘腹痞满胀痛，泻痢后重病症的治疗。

（3）每剂用量 5 ~ 10 克，建议每剂用量 9 ~ 12 克，水煎服。

251. 沉香

七 绝

沉香辛苦性微温，行气温中止痛真。

纳气肾虚平喘逆，祛寒止呕病无存。

注 释

（1）本品为瑞香科植物白木香含有树脂的木材。主产于广东、广西、海南。

（2）因其味辛、苦，性微温，且归入脾、胃、肾三经，故而具有行气止痛，温中止呕，纳气平喘之功效。用于胸腹胀闷疼痛，胃寒呕吐呃逆，肾虚气逆喘急病症的治疗。

（3）每剂用量 1 ~ 5 克，水煎服，后下。

252. 檀香

七 绝

檀香辛味性能温，行气温中开胃真。

止痛寒凝胸痹治，少食呕吐腹疼神。

（1）本品为檀香科植物檀香树干的干燥心材。主产于印度、印度尼西亚、马来西亚及我国广东、广西、海南。

（2）因其味辛，性温，且归入脾、胃、心、肺四经，故而具有行气温中，开胃止痛之功效。用于寒凝气滞，胸膈不舒，胸痹心痛，脘腹疼痛，呕吐食少病症的治疗。

（3）每剂用量2～5克，水煎服。宜后下。

253. 川楝子

川楝子寒功苦毒，疏肝泄热气行舒。
虫积腹痛杀虫净，止痛胸胁胀痛无。

（1）本品为楝科植物川楝的干燥成熟果实。主产于四川、甘肃、贵州、湖北、云南。

（2）因其味苦，性寒，有小毒，且归入肝、小肠、膀胱三经，故而具有疏肝泄热，行气止痛，杀虫之功效。用于肝郁化火，胸胁、脘腹胀痛，疝气疼痛，虫积腹痛病症的治疗。

（3）每剂用量5～10克，水煎服。外用适量，研末调涂。

254. 陈皮

陈皮辛苦性能温，理气健脾食欲新。
脘腹胀消停吐泻，化痰咳嗽燥湿真。

注 释

（1）本品为芸香科植物橘及其栽培变种的干燥成熟果皮。主产于广东、四川、福建、江西、湖南、浙江。

（2）因其味苦、辛，性温，且归入肺、脾两经，故而具有理气健脾，燥湿化痰之功效。用于脘腹胀满，食少吐泻，咳嗽痰多病症的治疗。

（3）每剂用量 3 ~ 10 克，建议每剂用量 6 ~ 15 克，水煎服。

255. 青皮

七 绝

青皮破气苦辛温，化滞消积治癖真。
胁痛疏肝疗疝气，胀疼脘腹愈痛神。

注 释

（1）本品为芸香科植物橘及其栽培变种的干燥幼果或未成熟果实的果皮。主产于广东、四川、福建、江西、湖南、浙江。

（2）因其味苦、辛，性温，且归入肝、胆、胃三经，故而具有疏肝破气，消积化滞之功效。用于胸胁胀痛，疝气疼痛，乳癖，乳痈，食积气滞，脘腹胀痛病症的治疗。

（3）每剂用量 3 ~ 10 克，水煎服。

256. 枳壳

七 绝

枳壳辛苦性微寒，理气宽中气滞痊。
酸化食积痰饮治，胀消行滞胀疼安。

（1）本品为芸香科植物酸橙及其栽培变种的干燥未成熟果实。主产于四川、江西、江苏、浙江、湖南。

（2）因其味苦、辛、酸，性微寒，且归入脾、胃两经，故而具有理气宽中，行滞消胀之功效。用于胸胁气滞，胀满疼痛，食积不化，痰饮内停，脏器下垂病症的治疗。

（3）每剂用量3～10克，水煎服。孕妇慎用。

257. 枳实

七　绝

枳实破气苦微寒，散痞消积益化痰。
泻痢酸辛胸痹治，结胸气阻便通完。

（1）本品为芸香科植物酸橙及其栽培变种或甜橙的干燥幼果。主产于四川、江西、江苏、浙江、湖南、湖北、贵州。

（2）因其味苦、辛、酸，性微寒，且归入脾、胃两经，故而具有破气消积，化痰散痞之功效。用于积滞内停，痞满胀痛，泻痢后重，大便不通，痰滞气阻，胸痹，结胸，脏器下垂病症的治疗。

（3）每剂用量3～10克，水煎服。炒枳实比生枳实其性略微平和。孕妇慎用。

258. 佛手

七　绝

佛手苦酸温性辛，舒肝理气燥湿神。
化痰和胃止疼痛，食少增食愈呕真。

（1）本品为芸香科植物佛手的干燥果实。主产于四川、广东、云南。

（2）因其味辛、苦、酸，性温，且归入肝、脾、胃、肺四经，故而具有舒肝理气，和胃止痛，燥湿化痰之功效。用于肝胃气滞，胸胁胀痛，胃脘痞满，食少呕吐，咳嗽痰多病症的治疗。

（3）每剂用量 3 ~ 10 克，建议每剂用量 6 ~ 12 克，水煎服。

259. 香橼

七 绝

香橼味苦亦辛酸，温愈嗽咳除化痰。
理气舒肝行气滞，宽中止呕胀疼痉。

注 释

（1）本品为芸香科植物枸橼或香圆的干燥成熟果实。主产于四川、云南、广西、浙江、江苏、福建。

（2）因其味辛、苦、酸，性温，且归入肝、脾、肺三经，故而具有舒肝理气，宽中，化痰之功效。用于肝胃气滞，胸胁胀痛，脘腹痞满，呕吐噫气，痰多咳嗽病症的治疗。

（3）每剂用量 3 ~ 10 克，建议每剂用量 5 ~ 12 克，水煎服。

260. 荔枝核

七 绝

荔枝核味性甘温，微苦散结寒去真。
疝腹气行能止痛，睾丸肿痛愈疼神。

注 释

（1）本品为无患子科植物荔枝的干燥成熟种子。主产于广西、广东、

福建。

（2）因其味甘、微苦，性温，且归入肝、肾两经，故而具有行气散结，祛寒止痛之功效。用于寒疝腹痛，睾丸肿痛病症的治疗。

（3）每剂用量5～10克，水煎服。

261. 刀豆

七 绝

刀豆味甘生性温，入归胃肾两经真。
温中下气虚寒去，呃逆能疗呃吐神。

注 释

（1）本品为豆科植物刀豆的干燥成熟种子。主产于江苏、安徽、湖北。

（2）因其味甘，性温，且归入胃、肾两经，故而具有温中，下气，止呃之功效。用于虚寒呃逆，呕吐病症的治疗。

（3）每剂用量6～9克，建议每剂用量9～15克，水煎服。

262. 柿蒂

七 绝

柿蒂凡常苦涩平，唯独归入胃一经。
功能降逆呃除去，呃逆病消歌愈功。

注 释

（1）本品为柿树科植物柿的干燥宿萼。主产于河南、河北、山东。

（2）因其味苦、涩，性平，且归入独一胃经，故而具有降逆止呃之功效。用于呃逆病症的治疗。

（3）每剂用量5～10克，水煎服。

263. 大腹皮（又名：茯毛）

七 绝

茯毛辛味性微温，行气宽中消肿真。
行水除湿疗腹胀，治疗脚气愈功神。

注 释

（1）本品为棕榈科植物槟榔的干燥果皮，主产于海南、云南、广东、广西、福建、台湾。

（2）因其味辛，性微温，且归入脾、胃、大肠、小肠四经，故而具有行气宽中，行水消肿之功效，用于湿阻气滞，脘腹胀闷，大便不爽，水肿胀满，小便不利，脚气浮肿病症的治疗。

（3）每剂用量5～10克，水煎服。

264. 玫瑰花

七 绝

玫瑰花味性甘温，微苦胃肝行郁真。
和血气行疼痛止，调经食少愈伤神。

注 释

（1）本品为蔷薇科植物玫瑰的干燥花蕾，主产于江苏、浙江、山东、广东。

（2）因其味甘、微苦，性温，且归入肝、脾两经，故而具有行气解郁，和血，止痛之功效，用于肝胃气痛，食少呕恶，月经不调，跌扑伤痛病症的治疗。

（3）每剂用量3～6克，建议每剂用量6～9克，水煎服，亦可泡茶饮用。

265. 九香虫

九香虫味性咸温，理气温中止痛真。
肝胃气疼寒痛治，肾虚阳痿助阳神。

注 释

（1）本品为蝽科昆虫九香虫的干燥体。主产于四川、贵州、云南。

（2）因其味咸，性温，且归入肝、脾、肾三经，故而具有理气止痛，温中助阳之功效。用于胃寒胀痛，肝胃气痛，肾虚阳痿，腰膝酸痛病症的治疗。

（3）每剂用量 3 ～ 9 克，水煎服。

266. 山楂

七 绝

山楂健胃性微温，肉滞消食除满真。
行气酸甘浊化去，散瘀心痛降脂神。

注 释

（1）本品为蔷薇科植物山里红或山楂的干燥成熟果实。主产于山东、山西、河南、河北、辽宁。

（2）因其味酸、甘，性微温，且归入脾、胃、肝三经，故而具有消食健胃，行气散瘀，化浊降脂之功效。用于肉食积滞，胃脘胀满，泻痢腹痛，瘀血经闭，产后瘀阻，心腹刺痛，胸痹心痛，疝气疼痛，高脂血病症的治疗。

（3）每剂用量 9 ～ 12 克，建议每剂用量 12 ～ 18 克，水煎服，也可泡茶饮用。行气散瘀、化浊降脂宜用生山楂，健胃消食宜用焦山楂。

267. 莱菔子

七 绝

莱菔子味性甘平，辛散消食除胀功。
降气化痰咳喘治，便结积滞痢疗停。

注 释

（1）本品为十字花科植物萝卜的干燥成熟种子。全国各省、区均产。

（2）因其味辛、甘，性平，且归入肺、脾、胃三经，故而具有消食除胀，降气化痰之功效。用于饮食停滞，脘腹胀痛，大便秘结，积滞泻痢，痰壅喘咳病症的治疗。

（3）每剂用量5～12克，建议每剂用量9～18克，水煎服。

268. 麦芽

七 绝

麦芽行气性甘平，开胃健脾消胀通。
肝郁胁疼回下乳，消食腹痛愈丰功。

注 释

（1）本品为禾本科植物大麦的成熟果实经发芽干燥的炮制加工品。全国各省、区均产。

（2）因其味甘，性平，且归入脾、胃两经，故而具有行气消食，健脾开胃，回乳消胀之功效。用于食积不消，脘腹胀痛，脾虚食少，乳房胀痛，乳汁郁积，妇女断乳，肝郁胁痛，肝胃气痛病症的治疗。

（3）每剂用量10～15克，建议每剂用量15～20克，水煎服。回乳炒用每剂用量60克。疏肝行气、通乳宜用生麦芽，消胀回乳宜用炒麦芽，健脾开胃消食宜用焦麦芽。

269. 谷芽

谷芽开胃性甘温，腹胀健脾祛臭真。
食少消食疾病去，和中脾胃愈疗神。

（1）本品为禾本科植物粟的成熟果实经发芽干燥的炮制加工品。主产于我国北方各省、区。

（2）因其味甘，性温，且归入脾、胃两经，故而具有消食和中，健脾开胃之功效。用于食积不消，腹胀口臭，脾胃虚弱，不饥食少病症的治疗。

（3）每剂用量 9 ~ 15 克，建议每剂用量 15 ~ 20 克，水煎服。消食宜用炒谷芽，化积滞宜用焦谷芽。

270. 神曲（又名：六神曲，六曲）

六曲甘味性辛温，和胃健脾积化真。
饮滞消食食欲振，善除腹满呕疗神。

（1）本品为辣蓼、青蒿、杏仁等药加入面粉或麸皮混合后，经发酵制成的曲剂。全国各省、区均有生产。

（2）因其味甘、辛，性温，且归入脾、胃两经，故而具有消食化积，健脾和胃之功效。用于饮食停滞，消化不良，脘腹胀满，食欲不振，呕吐泻痢病症的治疗。

（3）每剂用量 6 ~ 15 克，建议每剂用量 9 ~ 18 克，水煎服，或入丸、散。消食宜用焦神曲。焦三仙即指焦山楂、焦麦芽（或焦谷芽）、焦神曲的统称。

271. 鸡内金

七 绝

鸡内金甘性味平，消食健胃涩遗精。
通淋遗尿化石净，吐泻儿疳愈胀疼。

注 释

（1）本品为雉科动物家鸡的干燥砂囊内壁，全国各省、区均产。

（2）因其味甘，性平，且归入脾、胃、小肠、膀胱四经，故而具有健胃消食，涩精止遗，通淋化石之功效，用于食积不消，呕吐泻痢，小儿疳积，遗尿，遗精，石淋涩痛，胆胀胁痛病症的治疗。

（3）每剂用量3～10克，建议每剂用量6～15克，水煎服。研末服，每剂用量1.5～3克，其效更佳。

272. 三七

七 绝

三七微苦性甘温，止血散瘀消肿真。
咯吐衄崩出血止，刺疼定痛外伤神。

注 释

（1）本品为五加科植物三七的干燥根和根茎，主产于云南、广西。

（2）因其味甘、微苦，性温，且归入肝、胃两经，故而具有散瘀止血，消肿定痛之功效。用于咯血，吐血，衄血，便血，崩漏，外伤出血，胸腹刺痛，跌扑肿痛病症的治疗。

（3）每剂用量3～9克，水煎服，或用机器破壁打粉吞服，每剂用量1～3克。外用适量。孕妇慎用。

273. 茜草

茜草祛瘀性苦寒，通经崩漏闭经痉。
关节痹痛止凉血，吐衄跌伤消肿安。

（1）本品为茜草科植物茜草的干燥根和根茎，主产于陕西、河南、河北、安徽、山东。

（2）因其味苦，性寒，且归入独一肝经，故而具有凉血，祛瘀，止血，通经之功效，用于吐血，衄血，崩漏，外伤出血，瘀阻经闭，关节痹痛，跌扑肿痛病症的治疗。

（3）每剂用量6～10克，水煎服。凉血、活血、祛瘀、通经宜用生茜草，止血宜用茜草炭。

274. 蒲黄

蒲黄止血性甘平，吐衄化瘀疗漏崩。
经痛闭经淋涩治，跌扑肿痛愈丰功。

（1）本品为香蒲科植物水烛香蒲、东方香蒲或同属植物的干燥花粉，主产于江苏、浙江、山东、安徽、河南、湖北、四川、陕西、山西、贵州、辽宁、吉林、黑龙江。

（2）因其味甘，性平，且归入肝、心包两经，故而具有止血，化瘀，通淋之功效，用于吐血，衄血，咯血，崩漏，外伤出血，经闭痛经，胸腹刺痛，跌扑肿痛，血淋涩痛病症的治疗。

（3）每剂用量5～10克，水煎服，包煎。外用适量，敷患处。止血

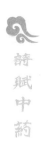

宜用蒲黄炭，化瘀、通淋宜用生蒲黄。孕妇慎用。

275. 花蕊石

七 绝

花蕊石酸性涩平，内服研末入肝经。

化瘀止血跌伤愈，咯吐跌疼有效功。

注 释

（1）本品为变质岩类岩石蛇纹大理岩，主产于江苏、浙江、河南、河北、四川、陕西。

（2）因其味酸、涩，性平，且归入独一肝经，故而具有化瘀止血之功效。用于咯血，吐血，外伤出血，跌扑伤痛病症的治疗。

（3）每剂用量4.5 ~ 9克，多研末吞服。外用适量，研末调敷患处。

276. 白及

七 绝

白及止血苦微寒，出血敛收源涩甘。

消肿生肌毒肿愈，疮疡肤裂病除完。

注 释

（1）本品为兰科植物白及的干燥块茎，主产于贵州、四川、湖南、湖北、安徽、浙江、陕西、河南。

（2）因其味苦、甘、涩，性微寒，且归入肺、肝、胃三经，故而具有收敛止血，消肿生肌之功效，用于咯血，吐血，外伤出血，疮疡肿毒，皮肤皲裂病症的治疗。

（3）每剂用量6 ~ 15克，水煎服。研末吞服每剂用量3 ~ 6克，外用适量。根据中药"十八反"名言，不宜与川乌、制川乌、草乌、制草乌、附子同用。

277. 藕节

藕节甘涩性能平，止血化瘀收敛功。
咯吐血出崩漏治，又疗血尿病无踪。

（1）本品为睡莲科植物莲的干燥根茎节部。主产于江苏、浙江、湖南、湖北、福建。

（2）因其味甘、涩，性平，且归入肝、肺、胃三经，故而具有收敛止血，化瘀之功效。用于咯血，吐血，衄血，尿血，崩漏病症的治疗。

（3）每剂用量 9 ～ 15 克，建议每剂用量 12 ～ 18 克，水煎服。

278. 仙鹤草

仙鹤草平功解毒，痈疮苦涩疟截除。
痢疾收敛补虚弱，止血劳伤止痢无。

（1）本品为蔷薇科植物龙芽草的干燥地上部分。主产于湖北、江苏、浙江。

（2）因其味苦、涩，性平，且归入心、肝两经，故而具有收敛止血，截疟，止痢，解毒，补虚之功效。用于咯血，吐血，崩漏下血，疟疾，血痢，痈肿疮毒，阴痒带下，脱力劳伤病症的治疗。

（3）每剂用量 6 ～ 12 克，水煎服。外用适量。

279. 血余炭

血余炭苦性能平，止血化瘀收敛功。
利尿衄淋崩漏治，外伤出血尿通行。

（1）本品为人发制成的炭化物。全国各省、区均产。

（2）因其味苦，性平，且归入肝、胃两经，故而具有收敛止血，化瘀，利尿之功效。用于吐血，咯血，衄血，血淋，尿血，便血，崩漏，外伤出血，小便不利病症的治疗。

（3）每剂用量5～10克，水煎服。外用适量。

280. 艾叶

艾叶苦辛生性温，温经止血散寒真。
祛湿止痒痒肤愈，止痛调经宫暖神。

（1）本品为菊科植物艾的干燥叶。主产于安徽、山东、河北、湖北。

（2）因其味辛、苦，性温，有小毒，且归入肝、脾、肾三经，故而具有温经止血，散寒止痛和外用祛湿止痒之功效。用于吐血，衄血，崩漏，月经过多，胎漏下血，少腹冷痛，经寒不调，宫冷不孕病症的治疗。还可用于外科皮肤瘙痒病症的治疗。

（3）每剂用量3～9克，水煎服。外用适量，供灸治或熏洗用。温经止血宜用醋艾炭，其余宜用生艾叶。

281. 伏龙肝

伏龙肝味性辛温，止泻温中止呕真。
止血虚寒失血治，善疗泄泻愈功神。

（1）本品为经多年用柴草熏烧而结成的灶心土。全国各省、区均产（烧地锅灶和柴火窑的农村）。

（2）因其味辛，性温，且归入脾、胃两经，故而具有温中止血，止呕，止泻之功效。用于虚寒失血，呕吐，泄泻病症的治疗。

（3）每剂用量 15 ~ 30 克，水煎服，布包先煎汤，或 60 ~ 120 克煎汤代水饮用。

282. 地榆

地榆酸涩苦微寒，崩漏肿痛毒解完。
痔痢根除凉止血，敛疮水火烫伤痊。

（1）本品为蔷薇科植物地榆或长叶地榆的干燥根。主产于辽宁、吉林、黑龙江、内蒙古、山西、江西、江苏、湖南、安徽。

（2）因其味苦、酸、涩，性微寒，且归入肝、大肠两经，故而具有凉血止血，解毒敛疮之功效。用于便血，痔血，血痢，崩漏，水火烫伤，痈肿疮毒病症的治疗。

（3）每剂用量 9 ~ 15 克，水煎服。外用适量，研末涂敷患处。解毒敛疮宜用生地榆，止血宜用地榆炭。

283. 白茅根（又名：茅根）

茅根利尿性甘寒，清热通淋止渴烦。
吐衄病除凉止血，热淋黄疸涩疼痊。

（1）本品为禾本科植物白茅的干燥根茎。主产于华北各省、区。

（2）因其味甘，性寒，且归入肺、胃、膀胱三经，故而具有凉血止血，清热利尿之功效。用于血热吐血，衄血，尿血，热病烦渴，湿热黄疸，水肿尿少，热淋涩痛病症的治疗。

（3）每剂用量9～30克，建议每剂用量12～36克，水煎服。鲜品每剂用量18～60克。清热利尿宜用生茅根，止血宜用茅根炭。

284. 大蓟

大蓟苦甘其性凉，痈消瘀散解毒强。
血淋吐衄止凉血，崩漏外伤身体康。

（1）本品为菊科植物蓟的干燥地上部分。主产于全国大部分省、区。

（2）因其味甘、苦，性凉，且归入心、肝两经，故而具有凉血止血，散瘀解毒消痈之功效。用于血热性吐血，衄血，便血，尿血，血淋，崩漏，外伤出血，痈肿疮毒病症的治疗。

（3）每剂用量9～15克，水煎服，鲜品加倍。外用适量，捣碎敷于患处。

285. 小蓟

七 绝

小蓟通淋效略强，功同大蓟量相当。
善疗血尿血淋治，消肿解毒功弱方。

注 释

（1）本品为菊科植物刺儿菜的干燥地上部分。主产于全国大部分省、区。

（2）因其味甘、苦，性凉，且归入心、肝两经，故而具有凉血止血，散瘀解毒消痈之功效。用于血热性吐血，衄血，血淋，尿血，便血，崩漏，外伤出血，痈肿疮毒病症的治疗。

（3）每剂用量5～12克，建议每剂用量9～15克，水煎服，鲜品加倍。外用适量，捣碎敷于患处。

（4）大蓟小蓟乃同科同属不同品种的同部位入药，其性味、归经、功能疗效及用量、服法均相同。然而大蓟凉血止血，散瘀消痈功力较强，小蓟则兼能利尿通淋，以治血尿、血淋功效较佳，散瘀、解毒消肿之力略逊于大蓟。

286. 侧柏叶（又名：柏叶）

七 绝

柏叶乌须苦涩寒，止咳热嗽化祛痰。
发脱生发止凉血，崩漏须白吐衄安。

注 释

（1）本品为柏科植物侧柏的干燥枝梢和叶。主产于江苏、山东、河北、广东。

（2）因其味苦、涩，性寒，且归入肺、肝、脾三经，故而具有凉血止血，化痰止咳，生发乌发之功效。用于吐血，衄血，咯血，便血，崩漏下血，肺热咳嗽，血热脱发，须发早白病症的治疗。

（3）每剂用量 6 ~ 12 克，水煎服。外用适量。化痰止咳宜用生柏叶，止血宜用柏叶炭。

287. 槐花

七 绝

槐花味苦性微寒，吐衄漏崩头痛痊。
泻火清肝凉止血，眩晕痔痢病康安。

注 释

（1）本品为豆科植物槐的干燥花及花蕾。全国各省、区均产。

（2）因其味苦，性微寒，且归入肝、大肠两经，故而具有凉血止血，清肝泻火之功效。用于便血，痔血，血痢，崩漏，吐血，衄血，肝热目赤，头痛眩晕病症的治疗。

（3）每剂用量 5 ~ 10 克，建议每剂用量 9 ~ 15 克，水煎服。外用适量。清肝泻火宜用生槐花，止血宜用槐花炭。

288. 槐角

七 绝

槐角苦寒清热无，头疼泻火眩晕除。
血出目赤止凉血，经入肝肠痔肿舒。

注 释

（1）本品为豆科植物槐的干燥成熟果实。全国各省、区均产。

（2）因其味苦，性寒，且归入肝、大肠两经，故而具有清热泻火，凉血止血之功效。用于肠热便血，痔肿出血，肝热头痛，眩晕目赤病症的治疗。

（3）每剂用量 6～9 克，水煎服。孕妇慎用。

289. 川芎

川芎活血性辛温，止痛祛风行气真。

胸痹心疼经闭治，风湿癥瘕痛消神。

注 释

（1）本品为伞形科植物川芎的干燥根茎，主产于四川。

（2）因其味辛，性温，且归入肝、胆、心包三经，故而具有活血行气，祛风止痛之功效，用于胸痹心痛，胸胁刺痛，跌扑肿痛，月经不调，经闭痛经，癥瘕腹痛，头痛，风湿痹痛病症的治疗。

（3）每剂用量 3～10 克，水煎服。

290. 延胡索

七 绝

延胡索苦性辛温，行气止疼活血真。

跌打损伤瘀阻治，痛经经闭腹疼神。

注 释

（1）本品为罂粟科植物延胡索的干燥块茎，主产于浙江、江苏、上海、福建、四川、湖南、河北、安徽、山东。

（2）因其味辛、苦，性温，且归入肝、脾两经，故而具有活血，行气，止痛之功效，用于胸胁、脘腹疼痛，胸痹心痛，经闭痛经，产后瘀阻，跌扑肿痛病症的治疗。

（3）每剂用量 3～10 克，水煎服。研末吞服，每剂用量 1.5～3 克。

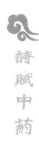

止痛宜用醋制延胡索。

291. 姜黄

姜黄味苦性辛温，破血通经止痛真。
胸痹风湿癥瘕治，跌扑行气肿消神。

（1）本品为姜科植物姜黄的干燥根茎，主产于四川、江西、福建。

（2）因其味辛、苦，性温，且归入脾、肝两经，故而具有破血行气，通经止痛之功效，用于胸胁刺痛，胸痹心痛，痛经经闭，癥瘕，风湿肩臂疼痛，跌扑肿痛病症的治疗。

（3）每剂用量 3 ~ 10 克，建议每剂用量 6 ~ 15 克，水煎服。外用适量。孕妇慎用。

292. 银杏叶

银杏叶甘苦涩平，化瘀活血络通行。
降脂敛肺平咳喘，止痛化浊胸痹通。

（1）本品为银杏科植物银杏的干燥叶，主产于山东、河南、四川、广西。

（2）因其味甘、苦、涩，性平，且归入心、肺两经，故而具有活血化瘀，通络止痛，化浊降脂，敛肺平喘之功效，用于瘀血阻络，胸痹心痛，中风偏瘫，高脂血症，肺虚咳喘病症的治疗。

（3）每剂用量 9 ~ 12 克，水煎服，也可泡茶饮用。

293. 郁金

七 绝

郁金止痛苦辛寒，活血清心凉血痉。
利胆退黄疗尿赤，气行郁解病康安。

注 释

（1）本品为姜科植物温郁金、姜黄、广西莪术或蓬莪术的干燥块根，主产于四川、江西、福建、浙江、广西。

（2）因其味辛、苦，性寒，且归入肝、心、肺三经，故而具有活血止痛，行气解郁，清心凉血，利胆退黄之功效。用于胸胁刺痛，胸痹心痛，经闭痛经，乳房胀痛，热病神昏，癫痫发狂，血热吐衄，黄疸尿赤病症的治疗。

（3）每剂用量 3 ~ 10 克，水煎服。根据中药"十九畏"名言，不宜与丁香、母丁香同用。

294. 降香

七 绝

降香理气性辛温，止痛化瘀行气真。
吐衄外伤出血止，胁疼胸痹呕停神。

注 释

（1）本品为豆科植物降香檀树干和根的干燥心材，主产于海南。

（2）因其味辛，性温，且归入肝、脾两经，故而具有化瘀止血，理气止痛之功效，用于吐血，衄血，外伤出血，肝郁胁痛，胸痹刺痛，跌扑伤痛，呕吐腹痛病症的治疗。

（3）每剂用量 9 ~ 15 克，水煎服，宜后下。外用适量，研细末敷患处。

295. 乳香

乳香定痛苦辛温，活血生肌舒脉筋。
消肿风湿疗痹痛，跌伤经闭愈疮神。

注 释

（1）本品为橄榄科植物乳香树及同属植物树皮渗出的树脂。主产于
索马里、埃塞俄比亚、阿拉伯半岛南部。

（2）因其味辛、苦，性温，且归入心、肝、脾三经，故而具有活血定
痛，消肿生肌之功效。用于胸痹心痛，胃脘疼痛，痛经经闭，产后瘀阻，
癥瘕腹痛，风湿痹痛，筋脉拘挛，跌打损伤，痈肿疮疡病症的治疗。

（3）每剂用量3～5克，宜醋炙后水煎服，或入丸、散服用。外用
适量，研末调敷。孕妇慎用。

296. 没药

没药生肌辛苦平，散瘀定痛又通经。
心胸胃脘风湿痹，消肿疮伤愈腹疼。

注 释

（1）本品为橄榄科植物地丁树或哈地丁树的干燥树脂。主产于索马
里、埃塞俄比亚及阿拉伯半岛南部。

（2）因其味辛、苦，性平，且归入心、肝、脾三经，故而具有散瘀
定痛，消肿生肌之功效。用于胸痹心痛，胃脘疼痛，痛经经闭，产后瘀
阻，癥瘕腹痛，风湿痹痛，跌打损伤，痈肿疮疡病症的治疗。

（3）每剂用量3～5克，炮制去油，多入丸、散使用。外用适量，
研末调敷。孕妇慎用。

297. 五灵脂

七 绝

五灵脂苦性甘温，瘀化通经止痛真。
心腹气疼活止血，消积蛇咬解毒神。

注 释

（1）本品为鼯鼠科动物复齿鼯鼠的干燥粪便。主产于河北、山西、陕西、甘肃。

（2）因其味苦、甘，性温，且归入肝、脾两经，故而具有活血止痛，化瘀止血，消积解毒之功效。用于心腹血气诸痛，妇女闭经，产后瘀滞腹痛，崩漏下血，小儿疳积，蛇蝎蜈蚣咬伤病症的治疗。

（3）每剂用量 5 ~ 10 克，水煎服，宜包煎，或入丸、散。外用适量，研末撒或调敷。根据中药"十九畏"名言，不宜与人参同用。孕妇慎用。

298. 丹参

七 绝

丹参味苦性微寒，凉血消痈心去烦。
活血祛瘀癥痹治，通经止痛痛经痊。

注 释

（1）本品为唇形科植物丹参的干燥根和根茎。主产于四川、重庆、江苏、浙江、山东、河北、河南、安徽、陕西。

（2）因其味苦，性微寒，且归入心、肝两经，故而具有活血祛瘀，通经止痛，清心除烦，凉血消痈之功效。用于胸痹心痛，脘腹胁痛，癥瘕积聚，热痹疼痛，心烦不眠，月经不调，痛经经闭，疮疡肿痛病症的治疗。

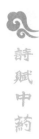

（3）每剂用量 10 ～ 15 克，水煎服。活血化瘀宜用酒炙丹参。根据中药"十八反"名言，不宜与藜芦同用。

299. 牛膝

牛膝甘苦性酸平，补肾益肝经畅通。
利尿通淋淋肿愈，逐瘀引血下通行。

注 释

（1）本品为苋科植物牛膝的干燥根。主产于河南。

（2）因其味苦、甘、酸，性平，且归入肝、肾两经，故而具有逐瘀通经，补肝肾，强筋骨，利尿通淋，引血下行之功效。用于经闭、痛经、腰膝酸痛，筋骨无力，淋证，水肿，头痛，眩晕，牙痛，口疮，吐血，衄血病症的治疗。

（3）每剂用量 5 ～ 12 克，水煎服。补肝肾、强筋骨宜用酒炙牛膝，其余宜用生牛膝。孕妇慎用。

300. 红花

七 绝

红花活血性辛温，经闭通经止痛真。
胸痹散瘀癥瘕治，跌伤痈肿愈疮神。

注 释

（1）本品为菊科植物红花的干燥花。主产于河南、四川、新疆、浙江。

（2）因其味辛，性温，且归入心、肝两经，故而具有活血通经，散瘀止痛之功效。用于经闭，痛经，恶露不行，癥瘕痞块，胸痹心痛，瘀滞腹痛，胸胁刺痛，跌扑损伤，疮疡肿痛病症的治疗。

（3）每剂用量 3 ~ 10 克，水煎服。孕妇慎用。

301. 桃仁

七 绝

桃仁甘苦性能平，活血祛瘀肠润通。

平喘止咳咳嗽止，痛经经闭愈肠痈。

注 释

（1）本品为蔷薇科植物桃或山桃的干燥成熟种子，主产于四川、云南、山东、山西、河南、河北、北京、陕西。

（2）因其味苦、甘，性平，且归入心、肝、大肠三经，故而具有活血祛瘀，润肠通便，止咳平喘之功效，用于经闭痛经，癥瘕痞块，肺痈肠痈，跌扑损伤，肠燥便秘，咳嗽气喘病症的治疗。

（3）每剂用量 5 ~ 10 克，建议每剂用量 6 ~ 12 克，水煎服。孕妇慎用。

302. 马鞭草

七 绝

马鞭草苦性能凉，活血散瘀功退黄。

利水解毒截疟愈，痛经经闭聚积常。

注 释

（1）本品为马鞭草科植物马鞭草的干燥地上部分，主产于广西、贵州、浙江、湖北、江苏。

（2）因其味苦，性凉，且归入肝、脾两经，故而具有活血散瘀，解毒，利水，退黄，截疟之功效，用于癥瘕积聚，痛经经闭，喉痹，痈

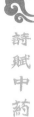

肿，水肿，黄疸，疟疾病症的治疗。

（3）每剂用量 5 ～ 10 克，水煎服。

303. 王不留行

七 绝

王不留行味苦平，肿消下乳善通经。

通淋利尿治淋涩，肿痛乳痈活血行。

注 释

（1）本品为石竹科植物麦蓝菜的干燥成熟种子。主产于河北、山东、辽宁、黑龙江。

（2）因其味苦，性平，且归入肝、胃两经，故而具有活血通经，下乳消肿，利尿通淋之功效。用于经闭，痛经，乳汁不下，乳痈肿痛，淋证涩痛病症的治疗。

（3）每剂用量 5 ～ 10 克，水煎服。孕妇慎用。

304. 鸡血藤

七 绝

鸡血藤甘苦性温，止痛活络更舒筋。

调经经痛补活血，麻木风湿愈痹神。

注 释

（1）本品为豆科植物密花豆的干燥藤茎。主产于广西、福建。

（2）因其味苦、甘，性温，且归入肝、肾两经，故而具有活血补血，调经止痛，舒筋活络之功效。用于月经不调，痛经，经闭，风湿痹痛，麻木瘫痪，血虚萎黄病症的治疗。

（3）每剂用量 9 ～ 15 克，水煎服。

305. 益母草（又名：坤草）

七 绝

坤草苦辛微性寒，调经活血肿消完。
解毒利尿热清去，经闭痛经疮愈痊。

注 释

（1）本品为唇形科植物益母草的新鲜或干燥地上部分，全国大部分省、区均产。

（2）因其味苦、辛，性微寒，且归入肝、心包、膀胱三经，故而具有活血调经，利尿消肿，清热解毒之功效，用于月经不调，痛经经闭，恶露不尽，水肿尿少，疮疡肿毒病症的治疗。

（3）每剂用量 9 ~ 30 克，鲜品 12 ~ 40 克，水煎服。孕妇慎用。

306. 卷柏

七 绝

卷柏味辛生性平，心肝两脏入归经。
通经活血闭经治，跌打损伤癥瘕功。

注 释

（1）本品为卷柏科植物卷柏或垫状卷柏的干燥全草，主产于湖南、四川、福建、浙江、江西、陕西。

（2）因其味辛，性平，且归入肝、心两经，故而具有活血通经之功效，用于经闭痛经，癥瘕痞块，跌扑损伤病症的治疗。此外，卷柏炭具有化瘀止血之功效，用于吐血，崩漏，便血，脱肛病症的治疗。

（3）每剂用量 5 ~ 10 克，水煎服。孕妇慎用。

307. 泽兰

七　绝

泽兰辛苦性微温，活血调经止痛真。
水利肿消疗腹水，祛瘀腹痛愈疮神。

注　释

（1）本品为唇形科植物毛叶地瓜儿苗的干燥地上部分。全国大部分省、区均产。

（2）因其味苦、辛，性微温，且归入肝、脾两经，故而具有活血调经，祛瘀消痈，利水消肿之功效。用于月经不调，经闭，痛经，产后瘀血腹痛，疮痈肿毒，水肿腹水病症的治疗。

（3）每剂用量6～12克，水煎服。

308. 月季花

七　绝

月季花甘生性温，调经活血散瘀真。
疏肝解郁痛经治，胸痛闭经消胀神。

注　释

（1）本品为蔷薇科植物月季的干燥花。主产于江苏、湖北、河北、山东、天津、北京。

（2）因其味甘，性温，且归入独一肝经，故而具有活血调经，疏肝解郁之功效。用于气滞血瘀，月经不调，痛经，闭经，胸胁胀痛病症的治疗。

（3）每剂用量3～6克，水煎服。孕妇慎用。

309. 凌霄花

七 绝

凌霄花味性甘寒，活血通经经闭瘁。
凉血去风风疹治，酸疗瘙痒痤疮安。

注 释

（1）本品为紫葳科植物凌霄或美洲凌霄的干燥花。全国大部分省、区均产。

（2）因其味甘、酸，性寒，且归入肝、心包两经，故而具有活血通经，凉血祛风之功效。用于月经不调，经闭癥瘕，产后乳肿，风疹发红，皮肤瘙痒，痤疮病症的治疗。

（3）每剂用量 5～9 克，水煎服。孕妇慎用。

310. 莪术

七 绝

莪术辛苦性能温，行气消积止痛真。
破血闭经癥瘕治，心疼胸痹愈功神。

注 释

（1）本品为姜科植物蓬莪术、广西莪术或温郁金的干燥根茎。主产于四川、浙江、广西、江西、福建。

（2）因其味辛、苦，性温，且归入肝、脾两经，故而具有行气破血，消积止痛之功效。用于癥瘕痞块，瘀血经闭，胸痹心痛，食积胀痛病症的治疗。

（3）每剂用量 6～9 克，水煎服。孕妇禁用。

311. 三棱

七 绝

三棱辛苦性能平，破血消积须气行。

癥块闭经癥瘕治，痛经止痛愈心胸。

注 释

（1）本品为黑三棱科植物黑三棱的干燥块茎。主产于江苏、河南、安徽、江西、山东。

（2）因其味辛、苦，性平，且归入肝、脾两经，故而具有破血行气，消积止痛之功效。用于癥瘕痞块，痛经，瘀血经闭，胸痹心痛，食积胀痛病症的治疗。

（3）每剂用量5～10克，水煎服。根据中药"十九畏"名言，不宜与芒硝、玄明粉同用。孕妇禁用。

312. 穿山甲（又名：山甲）

七 绝

山甲味咸微性寒，消癥活血痹疼痉。

通经下乳排脓肿，通络搜风麻木安。

注 释

（1）本品为鲮鲤科动物穿山甲的鳞甲。主产于广东、广西、云南、贵州、福建、浙江、台湾。该动物为国家一类保护动物，严禁捕猎和杀害。

（2）因其味咸，性微寒，且归入肝、胃两经，故而具有活血消癥，通经下乳，消肿排脓，搜风通络之功效。用于经闭癥瘕，乳汁不通，痈肿疮毒，风湿痹痛，中风瘫痪，麻木拘挛病症的治疗。

（3）每剂用量5～10克，水煎服，一般炮制（砂烫或砂烫后醋淬）后用。孕妇慎用。

313. 水蛭

七 绝

水蛭味咸毒苦平，逐瘀破血善通经。
消癥痞块中风治，跌打偏瘫病愈功。

注 释

（1）本品为水蛭科动物蚂蟥、水蛭或柳叶蚂蟥的干燥全体，全国大部分省、区的湖泊、池塘及水田均产。

（2）因其味咸、苦，性平，有小毒，且归入独一肝经，故而具有破血通经，逐瘀消癥之功效，用于血瘀经闭，癥瘕痞块，中风偏瘫，跌扑损伤病症的治疗。

（3）每剂用量 1 ~ 3 克，水煎服。孕妇禁用。

314. 虻虫

七 绝

虻虫凉性苦微咸，破血通经经闭痊。
恶露消癥瘀逐去，跌伤痛肿痹疗安。

注 释

（1）本品为虻科昆虫华虻及其同属多种昆虫和双斑黄虻的雌性虫体，主产于四川、广西、浙江、江苏、湖南、湖北、山西、河南、辽宁。

（2）因其味苦、微咸，性凉，有毒，且归入独一肝经，故而具有破血通经，逐瘀消癥之功效，用于血瘀经闭，产后恶露不尽，干血痨，少腹蓄血，癥瘕积块，跌打伤痛，痈肿，喉痹病症的治疗。

（3）每剂用量 1 ~ 1.5 克，水煎服。研末每剂用量 0.3 克，或入丸剂。外用：研末敷或调搽。孕妇禁用。

315. 斑蝥

斑蝥辛热大含毒，破血逐瘀结散除。
癥瘕攻毒顽癣治，蚀疮瘰疬愈痈疣。

注　释

（1）本品为芫菁科昆虫南方大斑蝥或黄黑小斑蝥的干燥体。主产于安徽、江苏、河南、湖南、广西、贵州。

（2）因其味辛，性热，有大毒，且归入肝、胃、肾三经，故而具有破血逐瘀，散结消癥，攻毒蚀疮之功效。用于癥瘕，经闭，顽癣，瘰疬，赘疣，痈疽不溃，恶疮死肌病症的治疗。

（3）每剂用量 0.03 ~ 0.06 克，炮制后多入丸、散用。外用适量，研末或浸酒、醋，或制油膏涂敷患处，不宜大面积用。孕妇禁用。

316. 苏木

苏木甘咸亦性平，祛瘀活血善通经。
骨折止痛肿消去，跌打损伤愈疽痈。

注　释

（1）本品为豆科植物苏木的干燥心材。主产于广东、广西、云南、四川、贵州、台湾。

（2）因其味甘、咸，性平，且归入心、肝、脾三经，故而具有活血祛瘀，消肿止痛之功效。用于跌打损伤，骨折筋伤，瘀滞肿痛，经闭痛经，产后瘀阻，胸腹刺痛，痈疽肿痛病症的治疗。

（3）每剂用量 3 ~ 9 克，水煎服。孕妇慎用。

317. 骨碎补

骨碎补功能苦温，疗伤止痛骨强筋。
消风补肾耳聋愈，损挫祛斑秃癞神。

（1）本品为水龙骨科植物槲蕨的干燥根茎。主产于湖南、湖北、广东、广西、江西、四川。

（2）因其味苦，性温，且归入肝、肾两经，故而具有疗伤止痛，补肾强骨和外用消风祛斑之功效，用于跌扑闪挫，筋骨折伤，肾虚腰痛，筋骨痿软，耳鸣耳聋，牙齿松动病症的治疗，还可用于外科斑秃，白癜风病症的治疗。

（3）每剂用量 3～9 克，水煎服。外用适量，研末调敷，也可用酒浸后涂擦患处。孕妇慎用。

318. 刘寄奴

刘寄奴辛性苦温，通经破血化积真。
肿消癥瘕痛经治，止血痛毒跌烫神。

（1）本品为菊科植物奇蒿的带花全草，主产于浙江、江苏、江西。

（2）因其味苦、辛，性温，且归入心、肝、脾三经，故而具有破血通经，消积，止血消肿之功效，用于血滞经闭，痛经，产后瘀滞腹痛，癥瘕，食积腹痛，跌打损伤，金疮出血，尿血，痈毒，烫伤病症的治疗。

（3）每剂用量 3～10 克，水煎服。消食积单味可用至 15～30 克，或入散剂。外用适量，捣敷或研末撒。孕妇慎用。

319. 木鳖子

七 绝

木鳖子苦微甘凉，消肿散结能治疮。

瘰疬乳痈干癣愈，攻毒痔瘘病安康。

注 释

（1）本品为葫芦科植物木鳖的干燥成熟种子。主产于湖北、四川、广西。

（2）因其味苦、微甘，性凉，有毒，且归入肝、脾、胃三经，故而具有散结消肿，攻毒疗疮之功效。用于疮疡肿毒，乳痈，瘰疬，痔瘘，干癣，秃疮病症的治疗。

（3）每剂用量0.9 ～ 1.2克，水煎服，且多入丸、散。外用适量，研末，用油或醋调涂患处。孕妇慎用。

320. 马钱子

七 绝

马钱子苦性毒温，通络止疼消肿真。

跌打风湿顽痹治，痈毒结散愈喉神。

注 释

（1）本品为马钱科植物马钱的干燥成熟种子。主产于印度、缅甸、越南、泰国和我国的福建、广东、广西、云南。

（2）因其味苦，性温，有大毒，且归入肝、脾两经，故而具有通络止痛，散结消肿之功效。用于跌打损伤，骨折肿痛，风湿顽痹，麻木瘫痪，痈疽疮毒，咽喉肿痛病症的治疗。

（3）每剂用量 0.3 ~ 0.6 克，炮制后入丸、散用。外用研末撒，浸水、醋磨，煎油涂敷或熬膏摊贴，但外用不宜大面积涂敷。孕妇禁用。

321. 血竭

七 绝

血竭甘味性咸平，疮敛生肌定痛疼。
跌打化瘀活止血，疮疡不敛愈疡功。

注 释

（1）本品为棕榈科植物麒麟竭果实渗出的树脂经加工制成。主产于印度、印度尼西亚、马来西亚和我国的广东、台湾。

（2）因其味甘、咸，性平，且归入心、肝两经，故而具有活血定痛，化瘀止血，生肌敛疮之功效。用于跌打损伤，心腹瘀痛，外伤出血，疮疡不敛病症的治疗。

（3）每剂用量 1 ~ 2 克，研末服，或入丸剂。外用研末撒或入膏药用。孕妇慎用。

322. 儿茶

七 绝

儿茶苦涩性微寒，清肺生肌又化痰。
止痛收湿活止血，敛疮吐衄疹伤痉。

注 释

（1）本品为豆科植物儿茶的去皮枝、干的干燥煎膏。主产于云南。

（2）因其味苦、涩，性微寒，且归入肺、心两经，故而具有活血止痛，止血生肌，收湿敛疮，清肺化痰之功效。用于跌扑伤痛，外伤出血，吐血衄血，溃疡不敛，湿疹，湿疮，肺热咳嗽病症的治疗。

（3）每剂用量 1 ~ 3 克，包煎，多入丸、散服。外用适量。

323. 土鳖虫

七 绝

土鳖虫味性咸寒，破血逐瘀筋续痉。
经闭腹疼癥痕治，骨折接骨损伤安。

注 释

（1）本品为鳖蠊科昆虫地鳖或冀地鳖的雌虫干燥体。主产于河南、河北、江苏、浙江、湖南、陕西、甘肃、青海及其他大部分省、区。

（2）因其味咸，性寒，有小毒，且归入独一肝经，故而具有破血逐瘀，续筋接骨之功效。用于跌打损伤，筋伤骨折，血瘀经闭，产后瘀阻腹痛，癥痕痞块病症的治疗。

（3）每剂用量 3 ~ 10 克，水煎服，孕妇禁用。

324. 自然铜

七 绝

自然铜味性平辛，肿痛散瘀祛痛真。
跌打骨折接正骨，肝经入药续连筋。

注 释

（1）本品为硫化物类矿物黄铁矿族黄铁矿，主含二硫化铁（FeS_2）。主产于四川、云南、广东、湖南、河北、辽宁、安徽。

（2）因其味辛，性平，且归入独一肝经，故而具有散瘀止痛，续筋接骨之功效。用于跌打损伤，筋骨折伤，瘀肿疼痛病症的治疗。

（3）每剂用量 3 ~ 9 克，多入丸、散服，若入煎剂宜先煎。外用适量。孕妇慎用。

325. 川贝母（又名：贝母）

七　绝

贝母微寒味苦甘，热清润肺止咳安。
散结瘰疬双痈治，劳嗽阴虚利化痰。

注　释

（1）本品为百合科植物川贝母、暗紫贝母、甘肃贝母、梭砂贝母、太白贝母或瓦布贝母的干燥鳞茎。主产于四川、西藏、云南、甘肃、青海。

（2）因其味苦、甘，性微寒，且归入肺、心两经，故而具有清热润肺，化痰止咳，散结消痈之功效。用于肺热燥咳，干咳少痰，阴虚劳嗽，痰中带血，瘰疬，乳痈，肺痈病症的治疗。

（3）每剂用量 3 ~ 10 克，水煎服。研粉冲服，每剂用量 1 ~ 2 克。根据中药"十八反"名言，不宜与川乌、制川乌、草乌、制草乌、附子同用。

326. 浙贝母（又名：浙贝）

七　绝

浙贝苦寒能解毒，止咳清热化痰无。
散结肺乳消痈去，瘰疬瘿瘤疮愈除。

注　释

（1）本品为百合科植物浙贝母的干燥鳞茎。主产于浙江。

（2）因其味苦，性寒，且归入肺、心两经，故而具有清热化痰止咳，解毒散结消痈之功效。用于风热或痰火导致的燥咳，肺痈，乳痈，疮毒，瘰疬，瘿瘤病症的治疗。

（3）每剂用量 5 ~ 10 克，水煎服。根据中药"十八反"名言，不宜与川乌、制川乌、草乌、制草乌、附子同用。

327. 桔梗

桔梗苦辛生性平，去痰宣肺益排脓。
咽疼利咽哑音治，咳嗽痰多愈肺痈。

注 释

（1）本品为桔梗科植物桔梗的干燥根。主产于东北、华北各省、区。

（2）因其味苦、辛，性平，且归入独一肺经，故而具有宣肺，利咽，去痰，排脓之功效。用于咳嗽痰多，胸闷不畅，咽痛音哑，肺痈吐脓病症的治疗。

（3）每剂用量3～10克，建议每剂用量6～15克，水煎服。

328. 前胡

前胡辛苦性微寒，降气散风能化痰。
清热嗽咳疗喘满，黄稠难咯症除完。

注 释

（1）本品为伞形科植物白花前胡的干燥根。主产于浙江、湖南、四川。

（2）因其味苦、辛，性微寒，且归入独一肺经，故而具有降气化痰，散风清热之功效。用于痰热喘满，咯痰黄稠，风热咳嗽痰多病症的治疗。

（3）每剂用量3～10克，水煎服。

329. 竹茹

竹茹甘味性微寒，清热嗽咳能化痰。
止呕除烦惊悸治，妊娠恶阻愈胎安。

注 释

（1）本品为禾本科植物青秆竹、大头典竹或淡竹的茎秆的干燥中间层。主产于江苏、浙江、江西、四川。

（2）因其味甘，性微寒，且归入肺、胃、心、胆四经，故而具有清热化痰，除烦，止呕之功效。用于痰热咳嗽，胆火挟痰，惊悸不宁，心烦失眠，中风痰迷，舌强不语，胃热呕吐，妊娠恶阻，胎动不安病症的治疗。

（3）每剂用量5～10克，水煎服。清热化痰宜用生竹茹，和胃止呕宜用姜汁炙竹茹。

330. 竹沥

竹沥苦寒其味甘，热清火降更滑痰。
中风利窍癫痫治，肺热破伤除渴烦。

注 释

（1）本品为禾本科植物淡竹、青竿竹、大头典竹等的茎经火烤后流出的液汁。主产于江苏、浙江、安徽、福建、江西。

（2）因其味甘、苦，性寒，且归入心、肝、肺三经，故而具有清热降火，滑痰利窍之功效。用于中风痰迷，肺热痰壅，惊风，癫痫，热病痰多，壮热烦渴，子烦，破伤风病症的治疗。

（3）每剂用量30～60克，冲服。或入丸剂，或熬膏。外用：调敷或点眼。

331. 天竺黄

七 绝

天竺黄味性甘寒，清热清心豁去痰。
夜啼小儿抽搐治，中风痰热定惊痫。

注 释

（1）本品为禾本科植物青皮竹或华思劳竹等秆内的分泌液干燥后的块状物。主产于云南、广东、广西。

（2）因其味甘，性寒，且归入心、肝两经，故而具有清热豁痰，清心定惊之功效。用于热病神昏，中风痰迷，小儿痰热惊痫、抽搐、夜啼病症的治疗。

（3）每剂用量3～9克，水煎服。

332. 瓜蒌

七 绝

瓜蒌微苦性甘寒，清热散结肠润宽。
胸痹宽胸疗痞满，肺痈咳嗽必涤痰。

注 释

（1）本品为葫芦科植物栝楼或双边栝楼的干燥成熟果实。主产于山东、浙江、河南、河北、四川、安徽。

（2）因其味甘、微苦，性寒，且归入肺、胃、大肠三经，故而具有清热涤痰，宽胸散结，润燥滑肠之功效。用于肺热咳嗽，痰浊黄稠，胸痹心痛，结胸痞满，乳痈，肺痈，肠痈，大便秘结病症的治疗。

（3）每剂用量9～15克，水煎服。根据中药"十八反"名言，不宜与川乌、制川乌、草乌、制草乌、附子同用。

333. 瓜蒌子（又名：瓜米）

瓜米味甘其性寒，燥咳润肺化除痰。

润肠肠燥润通便，本草名言须记全。

（1）本品为葫芦科植物栝楼或双边栝楼的干燥成熟种子。主产于山东、浙江、河南、河北、四川、安徽。

（2）因其味甘，性寒，且归入肺、胃、大肠三经，故而具有润肺化痰，滑肠通便之功效。用于燥咳痰黏，肠燥便秘病症的治疗。

（3）每剂用量9～15克，水煎服。根据中药"十八反"名言，不宜与川乌、制川乌、草乌、制草乌、附子同用。

334. 胖大海

胖大海甘生性寒，开音利咽热清完。

润肠通便热结治，润肺干咳目赤痊。

（1）本品为梧桐科植物胖大海的干燥成熟种子。主产于越南、泰国、柬埔寨、印度尼西亚。

（2）因其味甘，性寒，且归入肺、大肠两经，故而具有清热润肺，利咽开音，润肠通便之功效。用于肺热声哑，干咳无痰，咽喉干痛，热结便闭，头痛目赤病症的治疗。

（3）每剂用量2～3枚，建议每剂用量3～4枚，水煎服或沸水泡服当茶饮。

335. 海藻

七 绝

海藻苦咸生性寒，睾丸肿痛病疗瘀。
瘿瘤利水消痰饮，消肿散结能软坚。

注 释

（1）本品为马尾藻科植物海蒿子或羊栖菜的干燥藻体。主产于山东、辽宁、浙江、广东、福建。

（2）因其味苦、咸，性寒，且归入肝、胃、肾三经，故而具有消痰，软坚散结，利水消肿之功效。用于瘿瘤，瘰疬，睾丸肿痛，痰饮水肿病症的治疗。

（3）每剂用量6～12克，水煎服。根据中药"十八反"名言，不宜与甘草同用。

336. 昆布

七 绝

昆布味咸生性寒，散结利水肿消完。
睾丸肿痛消痰饮，瘰疬瘿瘤益软坚。

注 释

（1）本品为海带科植物海带或翅藻科植物昆布的干燥叶状体。主产于辽宁、山东、福建、浙江。

（2）因其味咸，性寒，且归入肝、胃、肾三经，故而具有消痰软坚散结，利水消肿之功效。用于瘿瘤，瘰疬，睾丸肿痛，痰饮水肿病症的治疗。

（3）每剂用量6～12克，建议每剂用量9～15克，水煎服。

337. 浮海石

浮海石咸其性寒，归经肺肾化除痰。

嗽咳清肺肿疮治，结散瘿瘤更软坚。

（1）本品为胞孔科动物脊突苔虫及瘤分胞苔虫的骨骼。主产于浙江、福建、广东。

（2）因其味咸，性寒，且归入肺、肾两经，故而具有清肺化痰，软坚散结之功效。用于痰热咳嗽，瘿瘤，疮肿病症的治疗。

（3）每剂用量 10 ~ 15 克，水煎服，宜打碎先煎，或入丸、散。

338. 蛤壳

蛤壳味苦性咸寒，清热散结能软坚。

疮敛制酸疼痛止，瘰瘿咳嗽化消痰。

（1）本品为帘蛤科动物文蛤或青蛤的贝壳。主产于江苏、浙江、广东、山东、河北等沿海省、区。

（2）因其味苦、咸，性寒，且归入肺、肾、胃三经，故而具有清热化痰，软坚散结，制酸止痛和外用收湿敛疮之功效。用于痰火咳嗽，胸胁疼痛，痰中带血，瘰疬瘿瘤，胃痛吞酸病症的治疗，还可用于外科湿疹，烫伤病症的治疗。

（3）每剂用量 6 ~ 15 克，宜先煎，蛤粉包煎。外用适量，研极细粉撒布或油调后敷患处。

339. 瓦楞子

七　绝

瓦楞子味性咸平，结散制酸祛痛疼。
瘀化软坚瘿瘕治，消痰瘰疬愈瘤功。

注　释

（1）本品为蚶科动物毛蚶、泥蚶或魁蚶的贝壳。主产于江苏、浙江、广东、山东、河北、天津、辽宁等沿海省、区。

（2）因其味咸，性平，且归入肺、胃、肝三经，故而具有消痰化瘀，软坚散结，制酸止痛之功效。用于顽痰胶结，黏稠难咯，瘿瘤，瘰疬，癥瘕痞块，胃痛泛酸病症的治疗。

（3）每剂用量9～15克，水煎服，先煎，瓦楞子粉宜包煎。

340. 青礞石（又名：礞石）

七　绝

礞石甘味性平咸，下气镇惊能坠痰。
胸闷平肝烦躁治，喘咳抽搐愈癫痫。

注　释

（1）本品为变质岩类黑云母片岩或绿泥石化云母碳酸盐片岩。主产于河南、浙江、江苏、湖北、湖南、四川。

（2）因其味甘、咸，性平，且归入肺、心、肝三经，故而具有坠痰下气，平肝镇惊之功效。用于顽痰胶结，咳逆喘急，癫痫发狂，烦躁胸闷，惊风抽搐病症的治疗。

（3）每剂用量10～15克，水煎服，打碎布包先煎。多入丸、散服，每剂用量3～6克。

341. 半夏

七 绝

半夏辛温能化痰，燥湿降逆痞消完。
头疼止呕喘咳愈，痈肿痰核结散安。

注 释

（1）本品为天南星科植物半夏的干燥块茎。主产于湖北、河南、山东、四川、贵州、安徽。

（2）因其味辛，性温，有毒，且归入脾、胃、肺三经，故而具有燥湿化痰，降逆止呕，消痞散结之功效。用于湿痰寒痰，咳喘痰多，痰饮眩悸，风痰眩晕，痰厥头痛，呕吐反胃，胸脘痞闷，梅核气病症的治疗，还可用于外科痈肿痰核病症的治疗。

（3）每剂用量3～9克，水煎服，内服一般炮制后使用，炮制后的半夏有法半夏、清半夏和姜半夏，前两种偏于燥湿化痰，而法半夏又兼治风痰，清半夏又兼治胃脘痞满；后一种偏于温中化痰和降逆止呕。外用适量，磨汁涂或研末以酒调敷患处。根据中药"十八反"名言，不宜与川乌、制川乌、草乌、制草乌、附子同用，生品内服宜慎。

342. 天南星（又名：南星）

七 绝

南星辛苦性温毒，消肿散结痈肿无。
制后燥湿痰化去，祛风止痉破伤除。

注 释

（1）本品为天南星科植物天南星、异叶天南星或东北天南星的干燥块茎。主产于陕西、甘肃、四川、贵州、云南、湖南、湖北、江苏、浙江、河南、河北、安徽、山东、辽宁、吉林、黑龙江。

（2）因其味苦、辛，性温，有毒，且归入肺、肝、脾三经，故而具有散结消肿之功效，而制南星还兼有燥湿化痰，祛风止痉之功效。生南星仅用于外科痈肿，蛇虫咬伤病症的治疗。而制南星还用于顽痰咳嗽，风痰眩晕，中风痰壅，口眼㖞斜，半身不遂，癫痫，惊风，破伤风病症的治疗。

（3）生南星外用适量，研末以醋或酒调敷患处。内服宜慎。制南星每剂用量3～9克，水煎服，或入丸、散。生南星、制南星孕妇均慎用。

343. 白附子

白附子温辛解毒，头疼止痛散结无。
祛风痰愈定惊搐，蛇咬破伤癫去除。

（1）本品为天南星科植物独角莲的干燥块茎。主产于河南、湖北、甘肃。

（2）因其味辛，性温，有毒，且归入胃、肝两经，故而具有祛风痰，定惊搐，解毒散结，止痛之功效。用于中风痰壅，口眼㖞斜，语言謇涩，惊风癫痫，破伤风，痰厥头痛，偏正头痛，瘰疬痰核，毒蛇咬伤病症的治疗。

（3）每剂用量3～6克，水煎服，一般炮制后用。外用生品适量捣烂，熬膏或研末以酒调敷患处。生品内服宜慎。孕妇慎用。

344. 白前

白前味苦性微温，辛散止咳痰化真。

降气肺壅平喘嗽，喘急胸满愈功神。

（1）本品为萝藦科植物柳叶白前或芫花叶白前的干燥根茎和根。主产于浙江、福建、广西、江西、湖南、湖北。

（2）因其味辛、苦，性微温，且归入独一肺经，故而具有降气，消痰，止咳之功效。用于肺气壅实，咳嗽痰多，胸满喘急病症的治疗。

（3）每剂用量3～10克，水煎服。

345. 旋覆花

七　绝

旋覆花辛味苦咸，微温降气散风寒。
消痰痰饮喘咳治，行水蓄结除呕痉。

注　释

（1）本品为菊科植物旋覆花或欧亚旋覆花的干燥头状花序。主产于河南、江苏、浙江、河北。

（2）因其味苦、辛、咸，性微温，且归入肺、脾、胃、大肠四经，故而具有降气，消痰，行水，止呕之功效。用于风寒咳嗽，痰饮蓄结，胸膈痞闷，喘咳痰多，呕吐噫气，心下痞硬病症的治疗。

（3）每剂用量3～9克，水煎服，包煎。

346. 金沸草

七　绝

金沸草辛咸苦温，消痰降气喘平真。
蓄结痰饮胸隔满，治感风寒行水神。

（1）本品为菊科植物条叶旋覆花或旋覆花的干燥地上部分。主产于河南、河北、江苏、浙江、安徽。

（2）因其味苦、辛、咸，性温，且归入肺、大肠两经，故而具有降气，消痰，行水之功效。用于外感风寒，痰饮蓄结，咳喘痰多，胸膈痞满病症的治疗。

（3）每剂用量 5 ~ 10 克，水煎服。

347. 芥子

芥子辛温温肺经，豁痰利气嗽咳停。
散结痈肿肿毒治，止痛木麻经络通。

（1）本品为十字花科植物白芥或芥的干燥成熟种子。主产于山东、山西、安徽、云南、四川、新疆。

（2）因其味辛，性温，且归入独一肺经，故而具有温肺豁痰，利气散结，通络止痛之功效。用于寒痰咳嗽，胸胁胀痛，痰滞经络，关节麻木疼痛，痰湿流注，痈疽肿毒病症的治疗。

（3）每剂用量 3 ~ 9 克，建议每剂用量 6 ~ 12 克，水煎服。外用适量，研末调敷。

348. 猪牙皂（又名：皂角）

皂角性温辛味咸，散结开窍更祛痰。
中风口噤癫痫治，喉痹喘咳消肿安。

注 释

（1）本品为豆科植物皂荚的干燥不育果实。主产于山东、河南、陕西、四川、湖北。

（2）因其味辛、咸，性温，有小毒，且归入肺、大肠两经，故而具有祛痰开窍，散结消肿之功效。用于中风口噤，昏迷不醒，癫痫痰盛，关窍不通，喉痹痰阻，顽痰喘咳，咯痰不爽，大便燥结病症的治疗。还可用于外科痈肿病症的治疗。

（3）每剂用量 1 ~ 1.5 克，多入丸、散用。外用适量，研末吹鼻取嚏或研末调敷患处。孕妇及咯吐血患者禁用。

349. 皂角刺（又名：皂刺）

七 绝

皂刺排脓辛性温，托毒消肿愈麻真。
脓成不溃痈初起，治癣杀虫疗效神。

注 释

（1）本品为豆科植物皂荚的干燥棘刺。主产于山东、河南、陕西、四川、湖北。

（2）因其味辛，性温，且归入肝、胃两经，故而具有消肿托毒，排脓，杀虫之功效。用于痈疽初起或脓成不溃病症的治疗，还可用于外科疥癣麻风病症的治疗。

（3）每剂用量 3 ~ 10 克，水煎服。外用适量，醋蒸取汁涂患处。孕妇及咯血、吐血患者禁用。

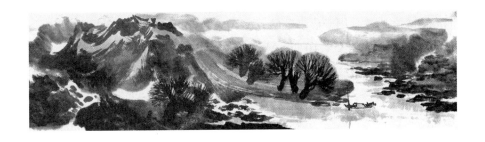

350. 百部

七 绝

百部微温味苦甘，止咳润肺顿咳安。
杀虫阴痒灭虱愈，下气嗽咳新久瘥。

注 释

（1）本品为百部科植物直立百部、蔓生百部或对叶百部的干燥块根。主产于安徽、山东、江苏、浙江、湖北、湖南、广东、福建、四川、贵州。

（2）因其味甘、苦，性微温，且归入独一肺经，故而具有润肺下气止咳，杀虫灭虱之功效。用于新久咳嗽，肺痨咳嗽，顿咳；外用于头虱，体虱，蛲虫病，阴痒病症的治疗。

（3）每剂用量 3 ~ 9 克，水煎服。润肺止咳宜用蜜炙百部。外用适量，水煎或酒浸。

351. 紫菀

七 绝

紫菀苦辛生性温，消痰下气止咳真。
嗽咳新久痰多愈，润肺血咳劳嗽神。

注 释

（1）本品为菊科植物紫菀的干燥根和根茎。主产于河北、安徽。

（2）因其味辛、苦，性温，且归入独一肺经，故而具有润肺下气，消痰止咳之功效。用于痰多喘咳，新久咳嗽，劳嗽咳血病症的治疗。

（3）每剂用量 5 ~ 10 克，水煎服。外感咳嗽宜用生紫菀，肺虚久咳劳嗽宜用蜜炙紫菀。

352. 桑白皮（又名：桑皮）

七　绝

桑皮利水性甘寒，泻肺喘平消肿完。
尿少畅通除胀满，肤浮面目热咳痊。

注　释

（1）本品为桑科植物桑的干燥根皮。主产于安徽、江苏、浙江、湖南、四川、山东、河北。

（2）因其味甘，性寒，且归入独一肺经，故而具有泻肺平喘，利水消肿之功效。用于肺热喘咳，水肿胀满尿少，面目肌肤浮肿病症的治疗。

（3）每剂用量6～12克，水煎服。泻肺、利水、消肿宜用生桑皮，平喘止咳宜用蜜炙桑白皮。

353. 枇杷叶

七　绝

枇杷叶苦性微寒，清肺止咳除渴烦。
降逆喘急须止呕，治疗胃热病祛完。

注　释

（1）本品为蔷薇科植物枇杷的干燥叶。主产于广东、浙江、江苏、陕西、甘肃及华东、中南、西南其他各省、区。

（2）因其味苦，性微寒，且归入肺、胃两经，故而具有清肺止咳，降逆止呕之功效。用于肺热咳嗽，气逆喘急，胃热呕逆，烦热口渴病症的治疗。

（3）每剂用量6～10克，水煎服。止呕宜用生枇杷叶，止咳宜用蜜炙枇杷叶。

354. 款冬花（又名：冬花）

七 绝

冬花微苦性辛温，润肺止咳痰化真。
下气嗽咳新久治，痰多劳嗽愈功神。

注 释

（1）本品为菊科植物款冬的干燥花蕾。主产于甘肃、山西、陕西、四川、宁夏、新疆、内蒙古。

（2）因其味辛、微苦，性温，且归入独一肺经，故而具有润肺下气，止咳化痰之功效。用于新久咳嗽，喘咳痰多，劳嗽咳血病症的治疗。

（3）每剂用量5~10克，水煎服。外感咳嗽宜用生冬花，久咳劳嗽宜用蜜炙冬花。

355. 苦杏仁（又名：杏仁）

七 绝

杏仁味苦性微温，降气止咳平喘真。
肠燥润肠通便秘，痰多胸满愈功神。

注 释

（1）本品为蔷薇科植物山杏、西伯利亚杏、东北杏或杏的干燥成熟种子。主产于山西、陕西、河北、辽宁、吉林、黑龙江、内蒙古。

（2）因其味苦，性微温，有小毒，且归入肺、大肠两经，故而具有降气止咳平喘，润肠通便之功效。用于咳嗽气喘，胸满痰多，肠燥便秘病症的治疗。

（3）每剂用量5~10克，建议每剂用量6~12克，水煎服，生品入煎剂后下。

356. 紫苏子（又名：苏子）

七 绝

苏子辛温易化痰，止咳降气嗽咳痊。
润肠通便肺经入，平喘痰壅气逆安。

注 释

（1）本品为唇形科植物紫苏的干燥成熟果实。主产于河南、浙江、江苏、四川、河北、山东、山西、广东、广西。

（2）因其味辛，性温，且归入独一肺经，故而具有降气化痰，止咳平喘，润肠通便之功效。用于痰壅气逆，咳嗽气喘，肠燥便秘病症的治疗。

（3）每剂用量3～10克，建议每剂用量6～15克，水煎服。

357. 白果

七 绝

白果苦甘功涩平，有毒配伍记心中。
痰多敛肺喘咳定，止带白浊缩尿功。

注 释

（1）本品为银杏科植物银杏的干燥成熟种子。主产于广西、四川、河南、山东。

（2）因其味甘、苦、涩，性平，有毒，且归入肺、肾两经，故而具有敛肺定喘，止带缩尿之功效。用于痰多喘咳，带下白浊，遗尿尿频病症的治疗。

（3）每剂用量5～10克，建议每剂用量6～12克，水煎服。

358. 葶苈子（又名：丁历）

七　绝

丁历苦辛功大寒，喘平行水肿消完。
胸胁胀满尿通利，泻肺肺痈平喘痰。

注　释

（1）本品为十字花科植物播娘蒿或独行菜的干燥成熟种子。主产于江苏、安徽、山东、河北、辽宁、内蒙古。

（2）因其味辛、苦，性大寒，且归入肺、膀胱两经，故而具有泻肺平喘，行水消肿之功效。用于痰涎壅肺，喘咳痰多，胸胁胀满，不得平卧，胸腹水肿，小便不利病症的治疗。

（3）每剂用量 3 ~ 10 克，水煎服，包煎。

359. 马兜铃

七　绝

马兜铃苦性微寒，降气清肠消痔安。
清肺喘咳痰血愈，痔疮肿痛病疗瘥。

注　释

（1）本品为马兜铃科植物北马兜铃或马兜铃的干燥成熟果实。主产于辽宁、吉林、黑龙江、河北、河南、山东、陕西、湖南、湖北、江苏、浙江、安徽。

（2）因其味苦，性微寒，且归入肺、大肠两经，故而具有清肺降气，止咳平喘，清肠消痔之功效。用于肺热咳喘，痰中带血，肠热痔血，痔疮肿痛病症的治疗。

（3）每剂用量 3 ~ 9 克，水煎服。外用适量。孕妇禁用。

360. 酸枣仁（又名：枣仁）

七 绝

枣仁酸味性甘平，滋养宁心敛汗停。

肝补神安惊悸治，虚烦口渴益津生。

注 释

（1）本品为鼠李科植物酸枣的干燥成熟种子。主产于河北、河南、辽宁、山西、陕西、内蒙古。

（2）因其味甘、酸，性平，且归入肝、胆、心三经，故而具有养心补肝，宁心安神，敛汗，生津之功效。用于虚烦不眠，惊悸多梦，体虚多汗，津伤口渴病症的治疗。

（3）每剂用量 10 ~ 15 克，建议每剂用量 12 ~ 18 克，水煎服。

361. 柏子仁

七 绝

柏子仁甘生性平，神安心养润肠通。

虚烦止汗失眠治，心悸怔忡身体宁。

注 释

（1）本品为柏科植物侧柏的干燥成熟种仁。主产于河南、河北、山东。

（2）因其味甘，性平，且归入心、肾、大肠三经，故而具有养心安神，润肠通便，止汗之功效。用于阴血不足，虚烦失眠，心悸怔忡，肠燥便秘，阴虚盗汗病症的治疗。

（3）每剂用量 3 ~ 10 克，水煎服。

362. 远志

远志祛痰辛苦温，肿消益智更安神。

失眠多梦交心肾，乳痛疮疡咳愈真。

（1）本品为远志科植物远志或卵叶远志的干燥根。主产于山西、陕西、河南、河北及华北、东北、西北其他省、区。

（2）因其味苦、辛，性温，且归入心、肾、肺三经，故而具有安神益智，交通心肾，祛痰，消肿之功效。用于心肾不交引起的失眠多梦、健忘惊悸、神志恍惚，咳痰不爽，疮疡肿毒，乳房肿痛病症的治疗。

（3）每剂用量3～10克，水煎服。

363. 灵芝

灵芝补气性甘平，平喘止咳咳喘停。

短气肺虚心悸治，失眠能睡益神宁。

（1）本品为多孔菌科真菌赤芝或紫芝的干燥子实体。主产于吉林、河北、山西、江西、广西、广东、湖南、四川及华东、西南其他省、区。

（2）因其味甘，性平，且归入心、肺、肝、肾四经，故而具有补气安神，止咳平喘之功效。用于心神不宁，失眠心悸，肺虚咳喘，虚劳短气，不思饮食病症的治疗。

（3）每剂用量6～12克，建议每剂用量9～15克，水煎服。也可研末或破壁打粉冲服，每剂用量3～9克，或浸酒饮服。

364. 首乌藤

首乌藤味性甘平，养血安神经络通。
多梦失眠湿痹治，皮肤瘙痒愈祛风。

（1）本品为蓼科植物何首乌的干燥藤茎。主产于广东、广西、贵州、湖北、河南、江苏、四川。

（2）因其味甘，性平，且归入心、肝两经，故而具有养血安神，祛风通络之功效。用于失眠多梦，血虚身痛，风湿痹痛，皮肤瘙痒病症的治疗。

（3）每剂用量9～15克，水煎服。外用适量，煎水洗患处。

365. 合欢皮

合欢皮味性甘平，解郁安神活血功。
忧郁失眠疮肿治，跌扑消肿愈疮痈。

（1）本品为豆科植物合欢的干燥树皮。主产于湖北、浙江、安徽、江苏。

（2）因其味甘，性平，且归入心、肝、肺三经，故而具有解郁安神，活血消肿之功效。用于心神不安，忧郁失眠，肺痈，疮肿，跌扑伤痛病症的治疗。

（3）每剂用量6～12克，水煎服。外用适量，研末调敷。

366. 合欢花

合欢花味性甘平，归入心肝两脏经。
解郁安神忧郁治，失眠心乱静神宁。

注 释

（1）本品为豆科植物合欢的干燥花序或花蕾。主产于湖北、浙江、安徽、江苏。

（2）因其味甘，性平，且归入心、肝两经，故而具有解郁安神之功效。用于心神不安，忧郁失眠病症的治疗。

（3）每剂用量 5 ~ 10 克，水煎服。

367. 朱砂

七 绝

朱砂甘味性微寒，明目解毒神益安。
心悸镇惊多梦治，清心疮痹愈癫痫。

注 释

（1）本品为硫化物类矿物辰砂族辰砂，主含硫化汞（HgS）。主产于湖南、贵州、四川。

（2）因其味甘，性微寒，有毒，且归入独一心经，故而具有清心镇惊，安神，明目，解毒之功效。用于心悸易惊，失眠多梦，癫痫发狂，小儿惊风，视物昏花，口疮，喉痹，疮疡肿毒病症的治疗。

（3）每剂用量 0.1 ~ 0.5 克，多入丸、散服，不宜入煎剂。外用适量。因本品有毒，既不宜大量服用，更不宜少量久服。孕妇禁用。

368. 琥珀

七　绝

琥珀镇惊甘性平，散瘀止血血淋通。
安神去翳目明亮，利水闭经惊悸宁。

注　释

（1）本品为古松科松属植物的树脂埋藏地下经年久转化而成的化石样物质。主产于云南、河南、广西、贵州、辽宁。

（2）因其味甘、性平，且归入心、肝、膀胱三经，故而具有镇惊安神，散瘀止血，利水通淋，去翳明目之功效。用于失眠，惊悸，惊风，癫痫，瘀血闭经，产后腹痛，癥瘕积聚，血淋血尿，目生翳障病症的治疗。

（3）每剂用量 1 ~ 3 克，研末冲服，或入丸、散。外用适量，研末撒，或点眼。

369. 龙骨

七　绝

龙骨涩甘生性平，潜阳固涩敛收功。
平肝惊悸镇心静，健忘安神自汗停。

注　释

（1）本品为古代哺乳动物象类、犀类、三趾马类、牛类、鹿类等的骨骼化石。主产于河南、河北、山西、陕西、内蒙古。

（2）因其味涩、甘，性平，且归入心、肝、肾、大肠四经，故而具有镇心安神，平肝潜阳，收敛固涩之功效。用于心悸，怔忡，失眠，健忘，惊痫，癫狂，眩晕，自汗盗汗，遗精遗尿，崩漏带下，久泻久痢，溃疡久不收口及湿疮病症的治疗。

（3）每剂用量 10 ~ 30 克，水煎服，打碎包煎和先煎，或入丸、散。

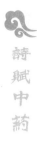
外用适量，研末撒，或调敷。安神、平肝宜用生龙骨，收涩、敛疮宜用煅龙骨。

370. 磁石

七 绝

磁石聪耳性咸寒，明目潜阳平抑肝。
纳气喘平惊悸镇，失眠晕眩必神安。

注 释

（1）本品为氧化物类矿物尖晶石族磁铁矿，主含四氧化三铁（Fe_3O_4）。主产于辽宁、江苏、河北、安徽、山东、河南、湖北、福建。

（2）因其味咸，性寒，且归入肝、心、肾三经，故而具有镇静安神，平肝潜阳，聪耳明目，纳气平喘之功效。用于惊悸失眠，头晕目眩，视物昏花，耳鸣耳聋，肾虚气喘病症的治疗。

（3）每剂用量9～30克，水煎服，先煎，打粉须包煎。镇静安神、平肝潜阳宜用生磁石，聪耳明目、纳气平喘宜用醋淬后的煅磁石。

371. 天麻

七 绝

天麻通络性甘平，平抑肝阳息去风。
止痉癫痫湿痹治，眩晕伤破愈头疼。

注 释

（1）本品为兰科植物天麻的干燥块茎。主产于贵州、云南、四川、湖北、陕西。

（2）因其味甘，性平，且归入独一肝经，故而具有息风止痉，平抑肝阳，祛风通络之功效。用于小儿惊风，癫痫抽搐，破伤风，头痛眩晕，手足不遂，肢体麻木，风湿痹痛病症的治疗。

（3）每剂用量3～10克，建议每剂用量6～15克，水煎服。

372. 钩藤

钩藤清热性甘凉，平抑肝风内动康。
头痛息风抽搐治，妊痫儿啼定惊强。

（1）本品为茜草科植物钩藤、大叶钩藤、毛钩藤、华钩藤或无柄果钩藤的干燥带钩茎枝。主产于广西、广东、江西、四川、湖南、浙江、海南、福建、安徽。

（2）因其味甘，性凉，且归入肝、心包两经，故而具有息风定惊，清热平肝之功效。用于肝风内动，惊痫抽搐，高热惊厥，感冒夹惊，小儿惊啼，妊娠子痫，头痛眩晕病症的治疗。

（3）每剂用量3～12克，水煎服，后下。

373. 羚羊角

羚羊角味性咸寒，清热解毒平抑肝。
抽搐息风高热治，清肝明目愈疮斑。

（1）本品为牛科动物赛加羚羊的角。主产于俄罗斯和我国的新疆。该动物为国家一级保护动物，严禁捕猎和杀害。

（2）因其味咸，性寒，且归入肝、心两经，故而具有平肝息风，清肝明目，清热解毒之功效。用于肝风内动，惊痫抽搐，妊娠子痫，高热

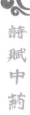

痉厥，癫痫发狂，头痛眩晕，目赤翳障，温毒发斑，痈肿疮毒病症的治疗。

（3）每剂用量 1 ~ 3 克，水煎服，宜另煎 2 小时以上。磨汁或研粉服，每剂用量 0.3 ~ 0.6 克。

374. 牛黄

七 绝

牛黄开窍苦甘凉，清热神昏愈肿疮。
抽搐凉肝风灭愈，清心痰去解毒康。

注 释

（1）本品为牛科动物牛的干燥胆结石。主产于华北、西北、东北各省、区。

（2）因其味苦、甘，性凉，且归入心、肝两经，故而具有清心，豁痰，开窍，凉肝，息风，解毒之功效。用于热病神昏，中风痰迷，惊痫抽搐，癫痫发狂，咽喉肿痛，口舌生疮，痈肿疔疮病症的治疗。

（3）每剂用量 0.15 ~ 0.35 克，多入丸、散用。外用适量，研末敷患处。孕妇慎用。

375. 珍珠

七 绝

珍珠甘味性咸寒，明目定惊神益安。
肤润斑疮毒解去，生肌消翳愈癫痫。

注 释

（1）本品为珍珠贝科动物马氏珍珠贝、蚌科动物三角帆蚌或褶纹冠蚌等双壳类动物受刺激形成的珍珠。主产于广东、广西、海南、台湾、

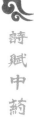

江苏、上海、安徽、黑龙江、浙江。

（2）因其味甘、咸，性寒，且归入心、肝两经，故而具有安神定惊，明目消翳，解毒生肌，润肤祛斑之功效。用于惊悸失眠，惊风癫痫，目赤翳障，疮疡不敛，皮肤色斑病症的治疗。

（3）每剂用量0.1～0.3克，多入丸、散用。外用适量。

376. 地龙

地龙咸味性能寒，清热定惊通络宽。
利尿喘平咳喘治，关节痹痛木麻痉。

（1）本品为钜蚓科动物参环毛蚓、通俗环毛蚓、威廉环毛蚓或栉盲环毛蚓的干燥体。主产于广东、广西、海南、上海、浙江、江苏、山东、河南、安徽。

（2）因其味咸，性寒，且归入肝、脾、膀胱三经，故而具有清热定惊、通络、平喘、利尿之功效。用于高热神昏、惊痫抽搐、关节痹痛、肢体麻木、半身不遂、肺热喘咳、水肿尿少病症的治疗。

（3）每剂用量5～10克，水煎服。

377. 全蝎

全蝎辛味性平毒，通络止疼结散无。
镇痉息风湿痹愈，攻毒疮病破伤除。

（1）本品为钳蝎科动物东亚钳蝎的干燥体。主产于山东、河南、河北、湖北、安徽、辽宁。

（2）因其味辛，性平，有毒，且归入独一肝经，故而具有息风镇痉，通络止痛，攻毒散结之功效。用于肝风内动，痉挛抽搐，小儿惊风，中风口㖞，半身不遂，破伤风，风湿顽痹，偏正头痛，疮疡，瘰疬病症的治疗。

（3）每剂用量 3 ~ 6 克，水煎服。外用适量。孕妇禁用。

378. 蜈蚣

七　绝

> 蜈蚣辛味性温毒，镇痉息风结散除。
> 通络止疼顽痹愈，攻毒蛇咬瘰疮无。

注　释

（1）本品为蜈蚣科动物少棘巨蜈蚣的干燥体。主产于湖北、湖南、江苏、浙江、河南、陕西。

（2）因其味辛，性温，有毒，且归入独一肝经，故而具有息风镇痉，通络止痛，攻毒散结之功效。用于肝风内动，痉挛抽搐，小儿惊风，中风口㖞，半身不遂，破伤风，风湿顽痹，偏正头痛，疮疡，瘰疬，蛇虫咬伤病症的治疗。

（3）每剂用量 3 ~ 5 克，水煎服。外用适量。孕妇禁用。

379. 僵蚕

七　绝

> 僵蚕辛味性咸平，止痉化痰结散行。
> 目赤疖腮头痛止，惊痫疹痒去除风。

（1）本品为蚕蛾科昆虫家蚕4～5龄的幼虫感染（或人工接种）白僵菌而致死的干燥体。主产于江苏、浙江、四川。

（2）因其味咸、辛，性平，且归入肝、肺、胃三经，故而具有息风止痉，祛风止痛，化痰散结之功效。用于肝风夹痰，惊痫抽搐，小儿急惊，破伤风，中风口喎，风热头痛，目赤咽痛，风疹瘙痒，发颐疬腮病症的治疗。

（3）每剂用量5～10克，水煎服。

380. 罗布麻叶（又名：罗布麻）

七 绝

罗布麻甘性苦凉，平肝清热眩晕康。
安神心悸失眠治，利水肿浮身正常。

（1）本品为夹竹桃科植物罗布麻的干燥叶。主产于甘肃、新疆、内蒙古。

（2）因其味甘、苦，性凉，且归入独一肝经，故而具有平肝安神，清热利水之功效。用于肝阳眩晕，心悸失眠，浮肿尿少病症的治疗。

（3）每剂用量6～12克，水煎服或泡茶饮。

381. 蒺藜

七 绝

蒺藜辛苦性微温，活血祛风止痒神。
解郁平肝头痛愈，乳痈胁胀目明真。

（1）本品为蒺藜科植物蒺藜的干燥成熟果实。主产于河北、河南、江苏、安徽、山东、山西、四川。

（2）因其味辛、苦，性微温，有小毒，且归入独一肝经，故而具有平肝解郁，活血祛风，明目，止痒之功效。用于头痛眩晕，胸胁胀痛，乳闭乳痈，目赤翳障，风疹瘙痒病症的治疗。

（3）每剂用量6～10克，水煎服。

382. 石决明

七 绝

石决明味性咸寒，明目潜阳平抑肝。
翳障清肝疗雀目，青盲头痛眩晕痊。

注 释

（1）本品为鲍科动物杂色鲍、皱纹盘鲍、羊鲍、澳洲鲍、耳鲍或白鲍的贝壳。主产于广东、福建、山东、辽宁、台湾。

（2）因其味咸，性寒，且归入独一肝经，故而具有平肝潜阳，清肝明目之功效。用于头痛眩晕，目赤翳障，视物昏花，青盲雀目病症的治疗。

（3）每剂用量6～20克，水煎服，先煎，打碎宜包煎。

383. 珍珠母（又名：珠母）

七 绝

珠母咸寒退翳真，平肝明目益安神。
潜阳头痛定惊悸，视物昏花愈眩晕。

注 释

（1）本品为蚌科动物三角帆蚌、褶纹冠蚌或珍珠贝科动物马氏珍珠贝的贝壳。主产于浙江、江苏、广东、广西、台湾、海南、河北、安徽、上海、黑龙江。

（2）因其味咸，性寒，且归入心、肝两经，故而具有平肝潜阳，安神定惊，明目退翳之功效。用于头痛目眩，惊悸失眠，目赤翳障，视物昏花病症的治疗。

（3）每剂用量 10 ~ 25 克，水煎服，宜先煎，打碎后宜包煎。

384. 牡蛎

七 绝

牡蛎味咸微性寒，安神重镇把阳潜。
补阴结散软坚去，煅后敛收能制酸。

注 释

（1）本品为牡蛎科动物长牡蛎、大连湾牡蛎或近江牡蛎的贝壳。主产于山东、河北、天津、辽宁、江苏、浙江、上海、广东、福建、海南、台湾。

（2）因其味咸，性微寒，且归入肝、胆、肾三经，故而具有重镇安神，潜阳补阴，软坚散结之功效。用于惊悸失眠，眩晕耳鸣，瘰疬痰核，癥瘕痞块病症的治疗。煅牡蛎具有收敛固涩，制酸止痛之功效。用于自汗盗汗，遗精滑精，崩漏带下，胃痛吞酸病症的治疗。

（3）每剂用量 9 ~ 30 克，水煎服，先煎，打碎后宜包煎。

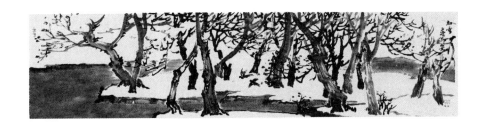

385. 赭石

七 绝

赭石寒苦亦平肝，重镇潜阳崩漏安。
降逆喘息凉止血，眩晕吐衄耳鸣痉。

注 释

（1）本品为氧化物类矿物刚玉族赤铁矿，主含三氧化二铁（Fe_2O_3）。主产于河北、山西、山东、河南。

（2）因其味苦，性寒，且归入肝、心、肺、胃四经，故而具有平肝潜阳，重镇降逆，凉血止血之功效。用于眩晕耳鸣，呕吐，噫气，呃逆，喘息，吐血，衄血，崩漏，下血病症的治疗。

（3）每剂用量 9 ~ 30 克，水煎服，打碎，先煎和包煎。平肝潜阳、重镇安神宜用生赭石，止血宜用煅赭石。孕妇慎用。

386. 麝香

七 绝

麝香止痛性辛温，开窍通经更醒神。
活血跌伤消肿去，中风痹瘰愈痛真。

注 释

（1）本品为鹿科动物林麝、马麝或原麝成熟雄体香囊中的干燥分泌物。主产于四川、云南、西藏。

（2）因其味辛，性温，且归入心、脾两经，故而具有开窍醒神，活血通经，消肿止痛之功效。用于热病神昏，中风痰厥，气郁暴厥，中恶昏迷，经闭，癥瘕，难产死胎，心腹暴痛，胸痹心痛，痹痛麻木，跌扑伤痛，咽喉肿痛，痈肿瘰疬病症的治疗。

（3）每剂用量 0.03 ~ 0.1 克，多入丸、散用。外用适量。孕妇禁用。

387. 苏合香

七 绝

苏合香味性辛温，开窍止痛疗猝昏。
辟秽痰厥胸痹治，惊痫腹冷愈风神。

注 释

（1）本品为金缕梅科植物苏合香树的树干渗出的香树脂经加工精制而成。主产于埃及、土耳其、叙利亚和我国云南、广西。

（2）因其味辛，性温，且归入心、脾两经，故而具有开窍，辟秽，止痛之功效。用于中风痰厥，猝然昏倒，胸痹心痛，胸腹冷疼，惊痫病症的治疗。

（3）每剂用量0.3 ~ 1克，宜入丸、散服用。

388. 石菖蒲（又名：菖蒲）

七 绝

菖蒲味苦性辛温，开窍豁痰益醒神。
开胃化湿增益智，失眠健忘愈聋真。

注 释

（1）本品为天南星科植物石菖蒲的干燥根茎。主产于浙江、江苏、四川。

（2）因其味辛、苦，性温，且归入心、胃两经，故而具有开窍豁痰，醒神益智，化湿开胃之功效。用于神昏癫痫，健忘失眠，耳鸣耳聋，脘痞不饥，噤口下痢病症的治疗。

（3）每剂用量3 ~ 10克，鲜品加倍，水煎服。

389. 冰片

冰片苦辛微性寒，醒神开窍热清安。
心胸痹痛痛疼止，目赤中风口耳痊。

注 释

（1）本品为龙脑香科植物龙脑香树脂的加工品，或为龙脑香树的树干、树枝切碎，经蒸馏冷却而得的结晶，称"龙脑冰片"，亦称"梅片"。主产于东南亚地区和我国台湾。

（2）因其味辛、苦，性微寒，且归入心、脾、肺三经，故而具有开窍醒神，清热止痛之功效。用于热病神昏、惊厥，中风痰厥，气郁暴厥，中恶昏迷，胸痹心痛，目赤，口疮，咽喉肿痛，耳道流脓病症的治疗。

（3）每剂用量 0.15 ~ 0.3 克，入丸、散用。外用研粉点敷患处。孕妇慎用。

390. 常山

七 绝

常山截疟苦辛寒，善入三经心肺肝。
涌吐痰涎痰饮愈，有毒慎用记心间。

注 释

（1）本品为虎耳草科植物常山的干燥根。主产于四川、贵州。

（2）因其味苦、辛，性寒，有毒，且归入肺、肝、心三经，故而具有涌吐痰涎，截疟之功效。用于痰饮停聚，胸膈痞塞，疟疾病症的治疗。

（3）每剂用量 5 ~ 9 克，水煎服。涌吐宜用生常山，截疟宜用酒炙常山。孕妇慎用。

391. 藜芦

七 绝

　　藜芦辛苦性能寒，归入三经肺胃肝。
　　涌吐风痰疗癣疥，杀虫疮恶愈癫痫。

注 释

　　（1）本品为百合科植物藜芦、牯岭藜芦、毛穗藜芦、兴安藜芦及毛叶藜芦的根及根茎。主产于河南、山西、山东、辽宁、江苏、浙江、吉林、黑龙江、湖南、湖北、台湾。

　　（2）因其味辛、苦，性寒，有毒，且归入肝、肺、胃三经，故而具有涌吐风痰，杀虫之功效。用于中风痰壅，癫痫，疟疾，疥癣，恶疮病症的治疗。

　　（3）每剂用量 0.3 ~ 0.6 克，入丸、散服用。外用适量，研末，油或水调敷。根据中药"十八反"名言，不宜与细辛、芍药、人参、沙参、丹参、玄参、苦参同用。孕妇禁用。

392. 甜瓜蒂

七 绝

　　甜瓜蒂苦性能寒，入胃归脾脏腑间。
　　涌吐风痰喉痹治，除湿黄疸愈癫痫。

注 释

　　（1）本品为葫芦科植物甜瓜的干燥果蒂。全国大部分省、区均产。

　　（2）因其味苦，性寒，有毒，且归入脾、胃两经，故而具有涌吐痰食，除湿退黄之功效。用于中风，风痰癫痫，喉痹，宿食不化，胸脘胀痛，湿热黄疸病症治疗。

　　（3）每剂用量 2.5 ~ 5 克，水煎服，或入丸、散，每剂用量

199

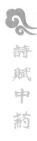

0.3 ～ 1 克。外用：研末吹鼻。孕妇禁用。

393. 胆矾

七 绝

胆矾酸味性辛寒，涌吐解毒祛腐安。
痔肿中风风眼治，癫痫喉痹愈牙疳。

注 释

（1）本品为硫酸盐类胆矾族矿物胆矾的晶体，或为硫酸作用于铜而制成的含水硫酸铜结晶。主产于云南、山西。

（2）因其味酸、辛，性寒，有毒，且归入肝、胆两经，故而具有涌吐，解毒，去腐之功效。用于中风，癫痫，喉痹，喉风，痰涎壅塞，牙疳，口疮，烂弦风眼，痔疮，肿毒病症的治疗。

（3）每剂用量 0.3 ～ 0.6 克，温水化服。催吐，限服一次，或入丸、散。外用：研末撒，或调敷，或水溶化洗。孕妇禁用。

394. 使君子

七 绝

使君子味性甘温，归入两经脾胃真。
虫病杀虫疗腹痛，消积功效愈疳神。

注 释

（1）本品为使君子科植物使君子的干燥成熟果实。主产于四川、广东、广西、江西、台湾。

（2）因其味甘，性温，且归入脾、胃两经，故而具有杀虫消积之功效。用于蛔虫病、蛲虫病，虫积腹痛，小儿疳积病症的治疗。

（3）每剂用量 9 ～ 12 克，捣碎水煎服；使君子仁 6 ～ 9 克，多入

丸、散或单用，作 1 ~ 2 次分服。小儿每岁 1 ~ 1.5 粒，炒香嚼服，1 日
总量不超过 20 粒。服药时忌饮浓茶。

395. 槟榔

槟榔辛苦性能温，行气灭虫功效真。
利水消积疗泻痢，虫积腹痛疟截神。

注 释

（1）本品为棕榈科植物槟榔的干燥成熟种子。主产于广东、广西、
云南、海南、福建、台湾。

（2）因其味苦、辛，性温，且归入胃、大肠两经，故而具有杀虫，
消积，行气，利水，截疟之功效。用于绦虫病，蛔虫病，姜片虫病，虫
积腹痛，积滞泻痢，里急后重，水肿脚气，疟疾病症的治疗。

（3）每剂用量 3 ~ 10 克，水煎服。驱绦虫、姜片虫用量
30 ~ 60 克，水煎服。

396. 南瓜子

南瓜子味性甘平，利水杀虫下乳通。
产后手浮消肿去，嗽咳百日愈疮功。

注 释

（1）本品为葫芦科植物南瓜的干燥成熟种子。主产于全国各省、区。

（2）因其味甘，性平，且归入独一大肠经，故而具有杀虫，下乳，
利水消肿之功效。用于绦虫、蛔虫、血吸虫、钩虫、蛲虫病，产后缺乳，
产后手足浮肿，百日咳，痔疮病症的治疗。

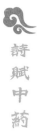

（3）每剂用量 30 ~ 60 克，水煎服，或研末或制成乳剂服用。外用：煎水熏洗。

397. 鹤虱

鹤虱辛苦性能平，含有小毒脾胃经。
乐善杀虫虫病治，虫积腹痛愈疳功。

（1）本品为菊科植物天名精的干燥成熟果实。主产于河南、山西、陕西、甘肃、贵州。

（2）因其味苦、辛，性平，有小毒，且归入脾、胃两经，故而具有杀虫消积之功效。用于蛔虫病，蛲虫病，绦虫病，虫积腹痛，小儿疳积病症的治疗。

（3）每剂用量 3 ~ 9 克，水煎服。

398. 芜荑

芜荑辛苦性能温，腹痛消积虫灭真。
止痢除湿疮癣治，儿疳久泻愈疡神。

（1）本品为榆科植物大果榆成熟果实的加工品。主产于山西、河北。

（2）因其味苦、辛，性温，且归入脾、胃两经，故而具有杀虫消积，除湿止痢之功效。用于虫积腹痛，小儿疳积，久泻久痢，疮疡，疥癣病症的治疗。

（3）每剂用量 3 ~ 10 克，水煎服，或入丸、散，每剂用量 2 ~ 3 克。

外用：研末调敷。

399. 雷丸

雷丸微苦性能寒，虫病杀虫腹痛痊。
乐善消积疗病效，儿疳治愈体康安。

（1）本品为白蘑科真菌雷丸的干燥菌核。主产于四川、云南、贵州、广东、浙江、江苏。

（2）因其味微苦，性寒，且归入胃、大肠两经，故而具有杀虫消积之功效。用于绦虫病、钩虫病、蛔虫病，虫积腹痛，小儿疳积病症的治疗。

（3）每剂用量15～21克，不宜入煎剂，一般研粉服。一次5～7克，饭后用温开水调服，一日3次，连服3天。

400. 苦楝皮

苦楝皮寒性苦毒，杀虫腹痛病虫除。
更能疗癣疥康愈，瘙痒皮肤病去无。

（1）本品为楝科植物川楝或楝的干燥树皮及根皮。主产于四川、贵州、湖北、河南、安徽、江苏。

（2）因其味苦，性寒，有毒，且归入肝、脾、胃三经，故而具有杀虫，疗癣之功效。用于蛔虫病，蛲虫病，虫积腹痛病症的治疗。还可用于外科疥癣，瘙痒病症的治疗。

（3）每剂用量 3 ~ 6 克，水煎服。外用适量，研末，用猪脂调敷患处。孕妇慎用。

401. 木槿皮

木槿皮甘微性寒，苦清湿热痒除完。
杀虫疹癣赤白愈，泻血肠风痢痔痊。

注 释

（1）本品为锦葵科植物木槿的干燥茎皮或根皮。全国各省、区均产。

（2）因其味甘、苦，性微寒，且归入大肠、肝、脾三经，故而具有清热利湿，杀虫止痒之功效。用于湿热泻痢，肠风泻血，脱肛，痔疮，赤白带下，阴道滴虫，皮肤疥癣，阴囊湿疹病症的治疗。

（3）每剂用量 3 ~ 9 克，水煎服。外用适量，酒浸搽擦或煎水熏洗。

402. 大蒜

七 绝

大蒜辛温消肿功，解毒毒去愈疮痈。
杀虫止痢肺痨愈，开胃健脾食欲增。

注 释

（1）本品为百合科植物大蒜的鳞茎。全国各省、区均产，以山东金乡产量较大，质量较好。

（2）因其味辛，性温，且归入脾、胃、肺三经，故而具有解毒消肿，杀虫，止痢之功效。用于痈肿疮疡，疥癣，肺痨，顿咳，泄泻，痢疾病症的治疗。此外大蒜还具有健脾，温胃，开胃，增加食欲的功效。可用于脘腹冷痛，食欲减退或饮食不消病症的治疗。

（3）每剂用量 9 ~ 15 克，建议每剂用量 15 ~ 20 克，水煎服。外用适量，捣烂外敷，或切片外擦，或隔蒜灸。

403. 蛇床子

蛇床子苦性辛温，止痒杀虫风去真。
温肾壮阳宫冷暖，疹除痹痛燥湿神。

（1）本品为伞形科植物蛇床的干燥成熟果实。主产于山东、河北、四川、浙江、江苏。

（2）因其味辛、苦，性温，有小毒，且归入独一肾经，故而具有燥湿祛风，杀虫止痒，温肾壮阳之功效。用于阴痒带下，湿疹瘙痒，湿痹腰痛，肾虚阳痿，宫冷不孕病症的治疗。

（3）每剂用量 3 ~ 10 克，水煎服。外用适量，煎汤熏洗，或研末调敷。

404. 樟脑

樟脑含毒性热辛，除湿温散治神昏。
杀虫辟秽能开窍，癣痒跌疮止痛神。

（1）本品为樟科植物樟的根、干、枝、叶经蒸馏精制而成的颗粒状物。主产于台湾、福建、广西、贵州、四川、江西。

（2）因其味辛，性热，有毒，且归入心、脾两经，故而具有除湿杀虫，温散止痛，开窍辟秽之功效。用于疥癣瘙痒，湿疮溃烂，痧胀腹痛，吐泻神昏，跌打伤痛，牙痛病症的治疗。

（3）每剂用量 0.06 ~ 0.15 克，不入煎剂，入散剂或用酒溶化服。外用适量，研末撒布，或入软膏敷搽。有热者及孕妇忌服。

405. 蟾酥

七 绝

蟾酥辛味性温毒，止痛解毒喉肿除。
开窍醒神疗咽痛，暑昏胀泻愈疮无。

注 释

（1）本品为蟾蜍科动物中华大蟾蜍或黑眶蟾蜍的干燥分泌物。主产于山东、江苏、浙江、河北。

（2）因其味辛，性温，有毒，且归入独一心经，故而具有解毒，止痛，开窍醒神之功效。用于痈疽疔疮，咽喉肿痛，中暑神昏，痧胀腹痛，吐泻病症的治疗。

（3）每剂用量 0.015 ~ 0.03 克，多入丸、散服用。外用适量。孕妇慎用。

406. 蜂房

七 绝

蜂房止痛性甘平，鹅掌祛风愈乳痈。
肤癣杀虫疗瘰疬，疮疡痹痛解毒功。

注 释

（1）本品为胡蜂科昆虫果马蜂、日本长脚胡蜂或异腹胡蜂的巢。全国大部分省、区均产。

（2）因其味甘，性平，且归入独一胃经，故而具有攻毒杀虫，祛风止痛之功效。用于疮疡肿毒，乳痈，瘰疬，皮肤顽癣，鹅掌风，牙痛，风湿痹痛病症的治疗。

（3）每剂用量3~5克，水煎服。外用适量，研末油调敷患处，或煎水漱，或洗患处。

407. 雄黄

七 绝

雄黄性味亦辛温，截疟燥湿毒解真。
蛇咬杀虫疗腹痛，祛痰痈肿愈惊神。

注 释

（1）本品为硫化物类矿物雄黄族雄黄，主含二硫化二砷（As_2S_2）。主产于湖南、贵州。

（2）因其味辛，性温，有毒，且归入肝、大肠两经，故而具有解毒杀虫，燥湿祛痰，截疟之功效。用于痈肿疔疮，蛇虫咬伤，虫积腹痛，惊痫，疟疾病症的治疗。

（3）每剂用量0.05~0.1克，入丸、散用。外用适量，熏涂患处。内服宜慎，不可久用，孕妇禁用。

408. 硫黄

七 绝

硫黄酸味性温毒，补火助阳通便舒。
外用杀虫毒解去，喘虚阳痿疥疮除。

注 释

（1）本品为自然元素类矿物硫族自然硫，采挖后，加热熔化，除去杂质，或用含硫矿物经加工制得。主产于陕西、四川、河南、山东、山西、内蒙古。

（2）因其味酸，性温，有毒，且归入肾、大肠两经，故而具有内服补火助阳通便和外用解毒杀虫疗疮之功效。内服用于阳痿足冷，虚喘冷哮，虚寒便秘病症的治疗；外治用于疥癣，秃疮，阴疽恶疮病症的治疗。

（3）每剂用量内服 1.5 ~ 3 克，炮制后入丸、散服。外用适量，研末油调涂敷患处。根据中药"十九畏"名言，不宜与芒硝、玄明粉同用。孕妇慎用。

409. 白矾

七 绝

白矾止痒涩酸寒，毒解虫杀湿燥完。
煅后收湿能止血，敛疮化腐体康安。

注 释

（1）本品为硫酸盐类矿物明矾石经加工提炼制成。主含含水硫酸铝钾［KAI（SO_4）·$12H_2O$］。主产于浙江、安徽、福建、河北、山西、甘肃。

（2）因其味酸、涩，性寒，且归入肺、脾、肝、大肠四经，故而具有外用解毒杀虫，燥湿止痒和内服止血止泻，祛除风痰之功效。外治用于湿疹，疥癣，脱肛，痔疮，耳病流脓病症的治疗；内服用于久泻不止，便血，崩漏，癫痫发狂病症的治疗。枯矾则具有收湿敛疮，止血化腐之功效。用于湿疹湿疮，脱肛，痔疮，耳病流脓，阴痒带下，鼻衄齿衄，鼻息肉病症的治疗。

（3）每剂用量 0.6 ~ 1.5 克，入丸、散服用。外用适量，研末敷或化水洗患处。

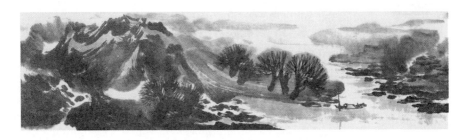

410. 炉甘石

炉甘石味性甘平，退翳解毒明目功。
止痒收湿疮敛愈，睑弦赤烂愈攀睛。

（1）本品为碳酸盐类矿物方解石族菱锌矿，主含碳酸锌（$ZnCO_3$）。主产于广西、湖南、云南、四川。

（2）因其味甘，性平，且归入肝、脾两经，故而具有解毒明目退翳，收湿止痒敛疮之功效。用于目赤肿痛，睑弦赤烂，翳膜遮睛，胬肉攀睛，溃疡不敛，脓水淋漓，湿疮瘙痒病症的治疗。

（3）外用适量。

411. 硼砂

硼砂甘味性咸凉，清热解毒防腐强。
喉痹消痰咳嗽治，攀睛胬肉溃疡康。

（1）本品为硼酸盐类硼砂族矿物硼砂。主产于青海、西藏、四川、云南、陕西。

（2）因其味甘、咸，性凉，且归入肺、胃两经，故而具有清热消痰，解毒防腐之功效。用于痰热咳嗽，喉痹，鹅口疮，噎膈积聚，诸骨鲠喉，目赤翳障、胬肉攀睛，阴部溃疡病症的治疗。

（3）每剂用量 1.5～3 克，入丸、散服用。外用适量，沸水融化冲洗，或研末敷。防腐生用，收敛煅用。

412. 水银

七 绝

水银外用性辛寒，归入心经与肾肝。
疥癣梅毒均善治，攻毒痔瘘恶疮痊。

注 释

（1）本品为自然元素类液态矿物自然汞，主要从辰砂矿经加工提炼而成。主产于贵州、湖南、湖北、云南、广西、四川、陕西。

（2）因其味辛，性寒，有毒，且归入心、肝、肾三经，故而具有杀虫，攻毒之功效。用于疥癣，梅毒，恶疮，痔瘘病症的治疗。

（3）外用适量涂擦。本品大毒，不宜内服。外用亦不可过量或久用，用于溃疡创面时，尤需注意，以免吸收中毒。水银不宜与砒霜同用，孕妇禁用。

413. 轻粉

七 绝

轻粉辛寒含有毒，杀虫外用敛疮无。
祛痰肿胀消积滞，顽癣攻毒疮疥除。

注 释

（1）本品为水银、白矾、食盐等经升华法炼制的氯化亚汞（Hg_2Cl_2）。主产于湖南、湖北、云南、河北、天津。

（2）因其味辛，性寒，有毒，且归入大肠、小肠两经，故而具有祛痰消积，逐水通便和外用杀虫，攻毒，敛疮之功效。用于痰涎积滞，水肿膨胀，二便不利病症的治疗。还可用于外科疥疮，顽癣，臁疮，梅毒，疮疡，湿疹病症的治疗。

（3）每剂用量0.1～0.2克，多入丸剂或装胶囊服用，服后漱口。外用适量，研末掺敷患处。本品有毒，不可过量，内服慎之又慎。孕妇禁服。

414. 砒霜

七　绝

砒霜辛味热酸毒，截疟蚀疮瘰疬除。
哮喘寒痰劫治愈，杀虫痛癣痔疮无。

注　释

（1）本品为砒石经升华而成的三氧化二砷精制品，主产于江西、湖南、贵州、广东。

（2）因其味辛、酸，性热，有大毒，且归入肺、脾、胃、大肠四经，故而具有蚀疮，杀虫，劫痰，截疟之功效，用于痔疮，瘰疬，痛疽恶疮，走马牙疳，癣疮，寒痰哮喘，疟疾，休息痢病症的治疗。

（3）内服：入丸、散，每日用量 0.001～0.003 克。外用：研末撒或调敷。本品大毒，内服宜慎。外用面积不宜过大。根据"十九畏"名言，不宜与水银同用。孕妇禁用。

415. 铅丹

七　绝

铅丹辛味性微寒，去腐解毒能坠痰。
疮敛湿收疗疹痔，痈疽烧烫镇惊安。

注　释

（1）本品为用纯铅加工制成的四氧化三铅，主产于河南、湖南、云南、广东、福建。

（2）因其味辛，性微寒，有毒，且归入心、肝两经，故而具有外用解毒去腐、收湿敛疮和内服坠痰镇惊之功效。

用于痈疽疮疡，外痔，湿疹，烧烫伤和惊痫癫狂，心神不宁病症的治疗。

（3）每剂用量 0.15 ~ 0.3 克，入丸、散，时间不能超过两个星期。外用适量，研末撒，调敷，或熬膏敷贴。铅丹有毒，且有蓄积作用，外敷不宜大面积、长时间使用，以防引起中毒。一般不作内服，必要时应控制剂量，只可暂用，并严密观察。服药期间禁止饮酒，防止过劳、饥饿、感染，以免使潜在铅游离出来，引起急性中毒。孕妇禁用。

416. 密陀僧

七 绝

密陀僧味性咸平，辛解毒湿收敛功。

疥癣疹疮狐臭治，杀虫烧烫酒糟清。

注 释

（1）本品为硫化物类方铅矿族矿物方铅矿提炼银、铅时沉积的炉底，或为铅熔融后的加工制成品，主产于湖南、江苏。

（2）因其味咸、辛，性平，有毒，且归入肝、脾两经，故而具有燥湿，杀虫，解毒，收敛，防腐之功效，用于疮疡溃烂久不收敛，口疮，湿疹，疥癣，狐臭，汗斑，黯黵，酒糟鼻，烧烫伤病症的治疗。

（3）每剂用量 0.2 ~ 0.5 克，入丸、散。外用：研末撒或调涂，或制成膏药、软膏、油剂等。根据中药"十九畏"名言，不宜与狼毒同用。本品以外用为主，长期大量使用易引起铅中毒。内服宜慎，不可过量，不能超过 1 个星期。孕妇、儿童禁用。

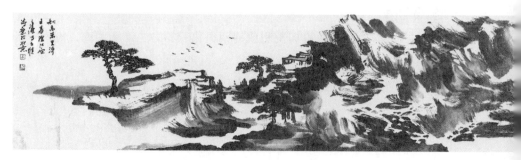

药名拼音索引

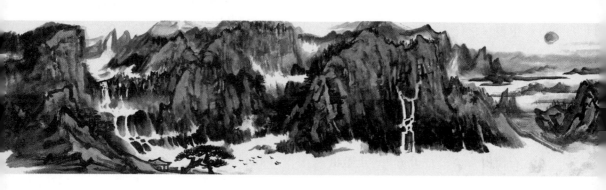

药名笔画索引

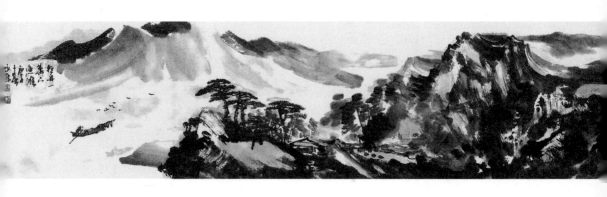

参考书籍

［1］国家药典委员会.中华人民共和国药典［M］.北京：中国医药科技出版社，2015.

［2］南京中医药大学.中药大词典［M］.上海：上海科技出版社，2006.

［3］高学敏，白玉，王淳.药性歌括四百味白话解［M］.北京：人民卫生出版社，2010.

［4］周祯祥，唐德才.中药学［M］.北京：中国中医药出版社，2016.

［5］国家药品监督管理局执业药师资格认证中心.中药学专业知识（一）［M］.北京：中国医药科技出版社，2010.

［6］国家药品监督管理局执业药师资格认证中心.中药学专业知识（二）［M］.北京：中国医药科技出版社，2010.

［7］王惠清.中药材产销［M］.四川：四川科技出版社，2004.

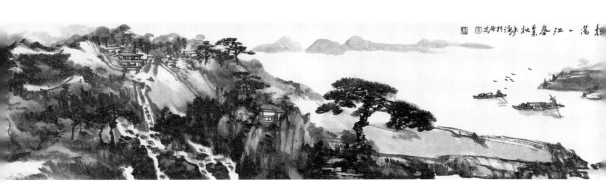

后　记

　　《诗赋中药》一书，经过三年多的努力，终于与读者见面了。本书依据《中华人民共和国药典》第一部（中国医药科技出版社，2005 年版，以下简称《药典》）和《中药大辞典》（上海科技出版社，2006 年 3 月第 2 版），参考了《药性歌括四百味白话解》（人民卫生出版社，2018 年5 月第 7 版）、《中药学专业知识（一）（二）》（中国医药科技出版社，2010 年版）、《中药学》（中国中医药出版社，全国高等中医药院校规划教材第十版，2016 年版）、《中药材产销》（四川科技出版社，2004 年版）等中药方面的专业书籍，对 416 种较常用中药先以七言绝句来表述其性味、功能主治（部分品种含有归经及中药"十八反""十九畏"中的配伍禁忌），并配有较为详细的注释。便于读者对上述中药知识的记忆和掌握，以达到宣传、普及、弘扬诗词文化和传承中医药文化之目的。

　　在编著和付梓过程中，得到了中国中医科学院教授、中国中医科学院养生保健专家指导委员会专家委员、中医古籍出版社副社长杜杰慧女士和健康报社原党委副书记刘世东先生及中国美术家协会会员、山东省工艺美术协会副会长高永谦先生的指导，得到了山东誉天大药房连锁有限公司董事长魏建华先生、安徽亳州华宇中药饮片有限公司总经理谷书永先生、单县宣传部原副部长贺文彬先生、山东省作家协会会员王同光先生的大力支持和帮助，为此表示诚挚的感谢！更感谢中华诗词学会会员陈福礼先生为本书总体策划和写序，感谢上海中医院原院长、上海市政协原委员、享受国务院特殊津贴的上海市名老中医朱德馨先生为本书题词，感谢中国书法家协会会员耿伦元先生为书名题字，感谢中华诗词学会会员孙运法先生、柴明科先生和单县诗词学会理事刘春晖先生为书中诗词审核把关，感谢朱瑞民先生（单县中医院原党组书记）、盛延成先生（单县中医院原院长）、赵来彬先生（单县李田楼镇卫生院原业务院长）等中医药专家对中医药专业知识的审核把关，感谢单县诗词界、单县书法界各位专家、名家的贺诗和书法，感谢山东誉天大药房连锁有限公司的李朋、刘伟、刘继如、苏飞、刘春秋、王蕊、王鹤、鹿鹏、袁文利、赵世峰等同志对文稿录入、修改、打印和提供相关资料等多方面的大力支持。

编著当中难免有疏漏，敬请批评指正，编者不胜感激。

作者：郭永良

2022 年 10 月

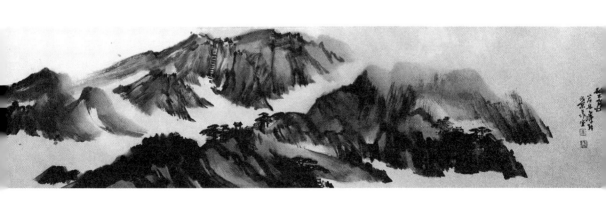

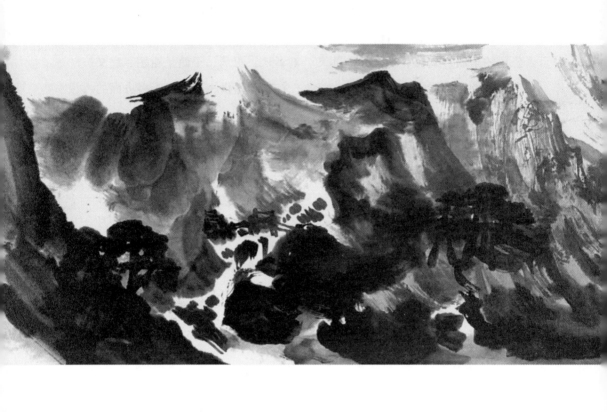

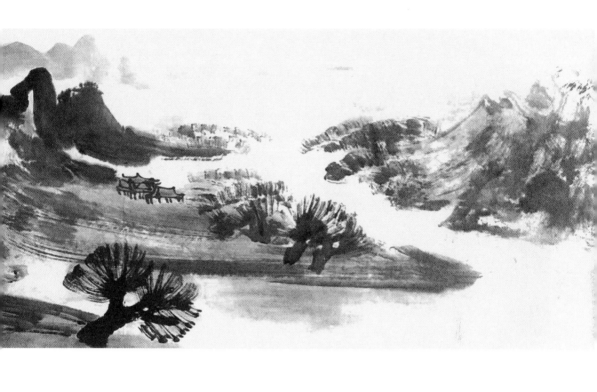